L'HOMŒOPATHIE

MISE A LA PORTÉE DE TOUT LE MONDE

OU

L'ART DE SE GUÉRIR SANS MÉDECIN

PAR

LE DOCTEUR **TH. ORIARD**

M. c. de l'Université d'Erlangen.

> L'auteur donne chez lui et par correspondance les renseignements nécessaires pour l'emploi des médicaments homœopathiques dont le choix, la préparation et le nombre répondent aux exigences des maladies décrites dans cet ouvrage. — Ces médicaments réunis forment une petite pharmacie portative.

PARIS

CHEZ J.-B. BAILLIÈRE, LIBRAIRE

19, RUE HAUTEFEUILLE

ET CHEZ L'AUTEUR, 29, RUE DE LA MADELEINE

1854

L'HOMŒOPATHIE

MISE A LA PORTÉE DE TOUT LE MONDE

L'auteur donne chez lui et par correspondance les renseignements nécessaires pour l'emploi des médicaments homœopathiques, dont le choix, la préparation et le nombre répondent aux exigences de cet ouvrage.

Ces médicaments sont, pour la plupart, les mêmes que ceux de l'ancienne médecine; mais cette dernière les prescrit à doses massives, toxiques, et, par conséquent, souvent avec danger pour les malades, tandis que, par l'homœopathie, ces mêmes médicaments sont employés sans aucun danger, quelle qu'en soit la dose et quels que soient l'âge, la constitution et l'affection du sujet auquel ils sont administrés. En effet, en les divisant à l'infini, la préparation nouvelle à laquelle ils ont été soumis leur a enlevé toute action toxique, en développant, néanmoins, leur énergie spéciale.

Réunis, ces médicaments forment une Pharmacie portative.

Paris. — De Soye et Bouchet, imprimeurs, place du Panthéon, 2.

L'HOMŒOPATHIE

MISE A LA PORTÉE DE TOUT LE MONDE

OU

L'ART DE SE GUÉRIR SANS MÉDECIN

PAR

LE DOCTEUR **TH. ORIARD**

M. c. de l'Université d'Erlangen.

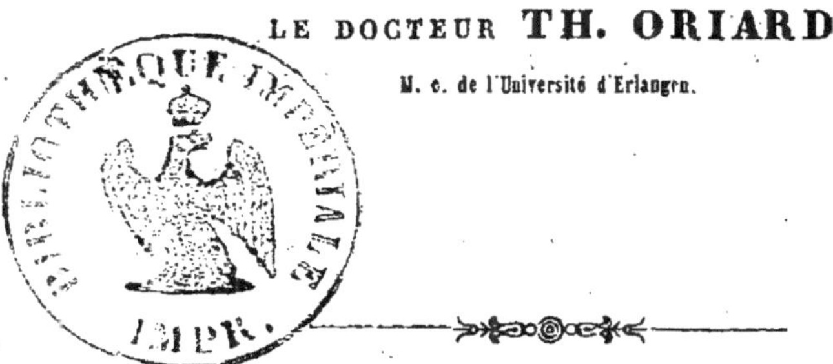

PARIS

CHEZ J.-B. BAILLIÈRE, LIBRAIRE

19, RUE HAUTEFEUILLE

ET CHEZ L'AUTEUR, 29, RUE DE LA MADELEINE

1854

AVERTISSEMENT.

Huit années d'une pratique étendue, les guérisons multipliées que j'ai obtenues par l'homœopathie chez des malades reconnus incurables par
l'ancienne médecine, m'obligent à croire, autant
qu'à mon existence, à la puissance de la science
nouvelle. Je le proclame avec toute l'énergie de
ma conviction, cette méthode de traitement a le
pouvoir de ramener à la vie des milliers de malades, qui succombent chaque jour victimes de
l'impuissance allopathique, de guérir avec promptitude et facilité les maladies les plus graves.
Pénétré de cette vérité, je dois à la société de pro-
pager, autant qu'il est en moi, cette découverte

admirable, en donnant à tout le monde les moyens de se convaincre, par des faits, de l'efficacité de la nouvelle doctrine médicale.

La publication de ce Traité n'est donc que l'accomplissement d'un devoir sacré envers ceux de mes semblables, qui souffrent, et peuvent mourir dans l'ignorance d'une médecine si supérieure à celle dont ils implorent les secours souvent inutiles.

Guidés par les indications qu'ils trouveront au traitement, mes lecteurs pourront facilement choisir et administrer les médicaments propres à combattre les affections succinctement décrites dans ce Manuel.

PETIT

TRAITÉ D'HOMŒOPATHIE

CE QUE C'EST QUE L'HOMOEOPATHIE.

Découverte en 1790, et formulée après vingt années d'expérimentations par le génie de Samuel Hanhemann, l'homœopathie est aujourd'hui répandue dans tous les pays civilisés, possède des facultés, des chaires académiques, des hôpitaux, des dispensaires, des sociétés, des journaux, des disciples nombreux et d'un haut savoir. Partout c'est la classe élevée de la société qui abandonne l'ancienne pour venir à la nouvelle médecine, destinée dans un prochain avenir à trôner sur les ruines du vieil édifice médical.

L'HOMŒOPATHIE (du grec ομοισ, semblable, analogue et παθοσ, affection) est une science, dont la loi invariable consiste à prescrire aux malades les médicaments, qui, administrés en santé, produiraient des symptômes analogues à ceux de la maladie à guérir.

Exemples :

Le soufre guérit la gale, parce qu'il peut produire sur l'homme sain des éruptions vésiculeuses, pruriantes, analogues à celles de la gale.

Le quinquina guérit la fièvre, parce qu'il possède la propriété de la provoquer, etc., etc., etc.

EXPOSITION THÉORIQUE DE LA LOI DES SEMBLABLES.

(SIMILIA SIMILIBUS CURANTUR)

L'homme est une intelligence servie par des organes dont l'harmonie fonctionnelle relève d'une force ou principe, auquel on a donné le nom de dynamisme vital. En conséquence, la vie est le résultat de l'action incessante du dynamisme vital harmonisant les fonctions de tous nos organes. Cette harmonie de nos organes constitue la santé. La maladie est le résultat du désaccord de ces mêmes fonctions, provenant de l'altération du dynamisme vital.

Un grand nombre d'agents physiques ou moraux peuvent modifier dynamiquement l'organisme et produire ainsi des désordres physiologiques multipliés à l'infini. Les médicaments possédant aussi la propriété de modifier à l'infini le dynamisme vital, il sera donc nécessaire de connaître les manifestations morbides que chaque médicament aura la propriété de développer sur l'homme sain, pour être à même de choisir et d'administrer dans un ensemble de symptômes présentés par un malade, le médicament dont l'action sera de provoquer en santé le même ensemble de symptômes morbides.

En effet, les maladies ne se révèlent à nous que par des symptômes accusant le trouble de nos fonctions organiques, et pour nous, ces symptômes ne sont que le résultat des efforts que fait la nature, pour rétablir l'équilibre de ces mêmes fonctions. Si donc les symptômes morbides ne sont que le résultat des efforts naturels tendant au retour de la santé, le vrai médecin ne devra pas, à l'exemple de l'allopathe, chercher à détruire ou à entraver ces tendances au rétablissement de l'harmonie organique ; mais, au contraire, il devra seconder ces efforts salutaires, en donnant au malade le médicament, qui, en agissant dynamiquement, pourra faire naître des symptômes analogues à ceux présentés par ce même malade, de telle sorte que, ce médicament venant ajouter ses efforts à ceux de la nature (en agissant dans le même sens que cette dernière) devra puissamment contribuer au rétablissement de la santé.

Pratiquement l'homœopathie répond à toutes les exigences médicales, et de plus, c'est par elle qu'on peut être préservé des maladies épidémiques et contagieuses :

Exemples :

De la rage, par BELLADONA.
De la rougeole, par PULSATILLA.
Du choléra, par VERATRUM et CUPRUM.
De la petite vérole, par le VIRUS VACCIN, etc., etc., etc.

———

Pour dissiper les maladies le plus sûrement, le plus promptement et avec le plus de douceur, l'homœopathie ne prescrit jamais à ses malades qu'un seul médicament à la fois. Et comme ce médicament doit agir dans le sens des symptômes morbides, on ne peut éviter leur aggravation médicamenteuse qu'en l'administrant à petites doses, et toujours après avoir puissamment élevé son énergie par la préparation nouvelle à laquelle tous les médicaments homœopathiques doivent être soumis. Ainsi l'usage des petites doses n'est pas la loi, mais la conséquence de la loi des semblables.

DE LA MANIÈRE D'EMPLOYER LES MÉDICAMENTS.

Les médicaments homœopathiques se présentent toujours sous l'une des trois formes suivantes : liquide, poudre ou globules. La dose invariable pour les adultes, comme pour les enfants, doit être soit une goutte, soit

gros comme un grain de blé, soit six globules pour huit
cuillerées à bouche d'eau pure froide, avec addition de
vingt gouttes de rhum ou d'eau-de-vie.

Dans les maladies aiguës, on donnera de cette solution une cuillerée à bouche aux adultes, une cuillerée
à café aux enfants, toutes les deux, quatre, six, huit ou
dix heures, selon la gravité de l'affection, en ayant soin
d'éloigner ou de rapprocher là prise des cuillerées, suivant que le malade se trouvera mieux ou plus mal.

On ne doit jamais passer à l'usage d'un autre médicament, avant que le dernier administré n'ait cessé de pro-
curer de l'amélioration. Mais dans une maladie aiguë,
tout médicament, qui n'aura pas amélioré l'état du malade, après la prise de la quatrième cuillerée, sera remplacé par une autre. Bien que le choix du médicament
approprié à chaque maladie soit pour guérir d'une importance capitale, il est permis néanmoins de se tromper
dans ce choix, sans nuire au malade, autrement que par
le retard de sa guérison.

Dans les maladies chroniques, (c'est-à-dire celles
dont la marche est lente et ne doit pas se terminer
promptement par la mort), il suffira de donner aux malades une cuillerée de médicament le matin et le soir,
une heure avant ou deux heures après les repas.

Dans les maladies aiguës, il n'est pas nécessaire de
mettre cet intervalle entre les repas et la prise des médicaments, ni pour le choix de ces derniers, de tenir
compte des périodes énoncées dans certaines affections.

Pendant tout traitement homœopathique, on devra

s'abstenir de café, thé, vin pur, aliments acides, aromatiques et trop épicés, suspendre toute médication allopathique.

A la table des matières, chaque état morbide se trouve désigné par ses noms vulgaire et scientifique et suivant l'ordre alphabétique. Pour faciliter la recherche de la maladie à traiter, j'ai, ci-dessous, énuméré chacun de nos organes et placé en regard les maladies qui s'y rattachent.

Fièvres. — Fièvre inflammatoire, fièvres intermittentes (fièvres d'accès), fièvre typhoïde.

Tête. — Alopécie (calvitie, chute des cheveux), apoplexie, congestion cérébrale (coup de sang), encéphalite, hydrocéphale, céphalalgie, méningite (fièvre cérébrale), migraine, teigne.

Yeux. — Amaurose (goutte sereine), blépharite, cataracte, conjonctivite (inflammation de la conjonctive oculaire), iritis, kératite, tumeur lacrymale (fistule lacrymale).

Nez. — Coryza (rhume de cerveau), epistaxis (saignement de nez), ozène (punaisie), polypes du nez.

Bouche. — Aphthes, dentition, glossite, muguet, odontalgie, ptyalisme (salivation), stomatite.

Oreilles. — Oreillons, otite.

Cou. — Goître.

Gorge. — Angine (mal de gorge, esquinancie).

Larynx. — Bégaiement, croup, laryngite.

Poitrine. — Apoplexie pulmonaire, asthme, bronchite (rhume), coqueluche, emphisème pulmonaire, grippe, hémoptysie (crachement de sang), phthisie pulmonaire, pleurésie, pleurodynie, pneumonie (fluxion de poitrine), pneumothorax.

Cœur. — Cyanose (maladie bleue).

Mamelles. — Engorgement du sein (poil).

Affection du tube digestif. — Cholérine, choléra, dyssenterie, diarrhée, fistules à l'anus, entérite, constipation, hémorrhoïdes.

Estomac. — Embarras gastrique, gastralgie, gastrite, hématémèse (gastrorrhagie, vomissement de sang).

Foie. — Hépatite, ictère (jaunisse).

Rate. — Splénite.

Reins. — Néphrite.

Ventre. — Carreau, coliques, constipation, hernie, péritonite.

Organes urinaires. — Cystite, diabète sucré, catarrhe de la vessie, gravelle, hématurie (pissement de sang), incontinence d'urine, prostatite, rétrécissement de l'urètre.

Organes génitaux de l'homme. — Chancres syphilitiques, hydrocèle, impuissance, masturbation, sarcocèle, satyriasis (désir désordonné du coït), spermatorrhée (pollutions), uréthrite (gonorrhée), varicocèle.

ORGANES GÉNITAUX DE LA FEMME. — Amenorrhée (suppression des règles), avortement (fausse couche), descente de la matrice, grossesse, leucorrhée (flueurs blanches), métrite, métrorrhagie, ovarite, stérilité.

EXTRÉMITÉS SUPÉRIEURES ET INFÉRIEURES. — Coxalgie, goutte, hydartre, panaris (mal d'aventure, tourniole).

MALADIES DE LA PEAU. — Abcès (dépôt), acné (couperose), anthrax (charbon), dartres, eczéma, érysipèle, furoncles (clous), gale, mentagre, miliaire, pemphygus, prurigo, pustule maligne, rougeole, scarlatine (fièvre rouge), teigne, ulcères, urticaire, varicelle, variole.

AFFECTIONS NERVEUSES. — Convulsions des enfants, délirium trémens, éclampsie, épilepsie (mal caduc, haut mal), gastralgie, chorée (danse de Saint-Guy), hystérie, insomnie, névralgie, sciatique, prosopalgie, odontalgie, somnambulisme, syncope (défaillance, évanouissement), tétanos.

AFFECTIONS DES OS. — Carie, myélite, ostéite, rachitisme (ramollissement des os).

AFFECTIONS GÉNÉRALES. — Aliénation mentale (folie), anasarque (enflure), anévrisme, ascite, hydropisie, brûlure, cancer, cauchemar, chlorose (pâles couleurs), contusions, gangrène, hydrophobie (rage), ictère (jaunisse), ictère des nouveau-nés, léthargie, phlébite, plaies, pléthore, rhumatisme, scorbut, scrofules (écrouelles, humeurs froides), syphilis (vérole), ulcères.

Avant de rendre mes lecteurs témoins et acteurs des faits, je m'étais proposé de leur donner des preuves de la supériorité de la nouvelle médecine, en réunissant ici de nombreuses observations de malades guéris homœopatiquement, après avoir été reconnus incurables par l'allopathie ; mais déjà les limites, dans lesquelles je m'étais retranché, sont dépassées. Je dois donc me borner désormais à joindre ici le résumé de quelques-unes de ces observations, ayant soin, toutefois, de les choisir d'une date assez reculée, pour ne laisser aucun doute sur la persistance de ces guérisons.

CATALEPSIE.

Condamnée à garder le lit depuis vingt ans, Mme Delêtre, de Motteau, âgée de quarante-neuf ans, à la Membrolle, près Angers, tombait dans un état de mort apparente pendant quatre heures chaque jour (de onze heures à midi, de trois à quatre heures du soir, de onze heures à minuit, et de trois à quatre heures du matin). La périodicité et la durée des accès cataleptiques étaient invariables depuis le jour de l'invasion de cette extraordinaire affection. La malade était en outre atteinte d'une affection chronique du foie, accompagnée de désordres de toutes les fonctions organiques. Les médecins d'Angers et des environs, appelés à lui donner des soins, avaient épuisé en vain toutes les ressources allopathiques. Déjà, depuis sept ans, on avait cessé toute médication, lorsqu'on vint réclamer les secours de la nouvelle médecine. IGNATIA pris pendant dix-huit jours a suffi pour arrêter complétement ses accès cataleptiques. BELLADONA et MERCURIUS ont triomphé des autres souffrances, et depuis 1848 Mme Delêtre est entièrement rétablie.

FLUXION DE POITRINE.

En 1848, M. Dubois, employé d'octroi, à Angers, rue du Faubourg-Bressigné, est affecté d'une fluxion de poitrine, qui marche rapidement vers une terminaison fâcheuse, et que son médecin déclare inévitablement mortelle. Appelé près du malade, je le trouve dans l'état suivant : douleur vive à la partie gauche, toux, dyspnée, crachats brunâtres, analogues à du jus de pruneaux, matité correspondant aux deux tiers supérieurs du poumon, respiration bronchique, bronchophonie au niveau de toute la portion hépatisée, fièvre ardente, pouls fréquent, précipité, dépressible, chaleur vive, sueur, langue sèche recouverte d'un enduit noirâtre, dents fuligineuses, céphalalgie, délire. J'administre successivement BRYONIA, PHOSPHORUS et SULFUR en présence du médecin du malade, et après six jours de traitement, M. Dubois était guéri.

GASTRALGIE.

En 1847, M. Riobé, éclaireur au gaz, faubourg Bressigné, à Angers, réclame mes soins pour une gastralgie intense, qui le tourmente depuis huit ans. Il éprouve à la région épigastrique une douleur d'une violence extrême, lui donnant parfois la sensation d'un fer brûlant, d'autres fois la sensation d'un étau appliquant l'épigastre contre la colonne vertébrale. Cette douleur s'irradie dans le dos, les épaules et les parois thoraciques. Souvent anxiété inexprimable, menace de suffocation, défaillance, vomissements, éructations de gaz, pesanteur, tiraillements, crampes d'estomac, appétit presque aboli, soif, constipation.

Nux, Sulfur, Carbo vegetabilis me donnèrent une guérison rapide.

GASTRITE.

M. Pleuredeau, facteur à Noyant, souffre depuis dix ans d'une gastrite chronique. Lorsqu'il vient me consulter, le malade se plaint d'une douleur épigastrique, augmentée par les mouvements, par la pression, et qui s'irradie derrière le sternum et dans les hypocondres. Anorexie complète, soif ardente, bouche pâteuse, langue rétractée, rouge à la pointe et aux bords, sécheresse à la gorge ; impossibilité de prendre des aliments. Les liquides mêmes sont vomis. Tous ces désordres cédèrent promptement à l'emploi successif de Sulfur, Pulsatilla, Nux, Carbo vegetabilis et Graphites.

SUPPRESSION DE LA SÉCRÉTION DU LAIT.

En 1850, Mme Vergne, faubourg Bressigné, à Angers, renonce aux soins de deux médecins, qui l'ont déclarée incurable, et me fait appeler. Voici l'état qu'elle présente : éruption de pustules croûteuses et pruriantes sur la région de l'estomac et au-dessous des seins ; matité dans la partie inférieure du poumon gauche en avant ; toux continuelle depuis six mois ; expectoration purulente ; inappétence, amaigrissement, insomnie. Rien n'avait été négligé pour arrêter les progrès du mal ; mais aucun traitement n'avait amélioré l'état de la malade. Mme Vergne, six semaines après une couche remontant alors à dix mois, avait fait par la saison froide un voyage de près de deux cents lieues. A la suite de ce voyage, son lait s'était brusquement supprimé. PULSATILLA, répondant à l'ensemble des symptômes et satisfaisant également à la cause de l'affection, je dus prescrire ce médicament. La première dose fit reparaître le lait en abondance. L'état de la malade s'améliora rapidement. Après cinq semaines de traitement, la guérison de Mme Vergne était complète.

MÉTRITE COMPLIQUÉE DE PHLEGMASIE INTESTINALE.

En 1847, Mme Olivier de Saint-Sylvain, près Angers, garde le lit depuis six mois pour une inflammation de la matrice, compliquée de phlegmasie intestinale. Elle est en proie à une fièvre lente continue ; amaigrissement général, aucun aliment n'est supporté, les boissons mêmes provoquent les vomissements. Le cortège ordinaire de la médication allopathique a été vainement employé. Les saignées, les sangsues n'ont produit qu'un affaiblissement extrême. Cette dame fut guérie en trois semaines avec ACONIT, PULSATILLA, METALLUM ALBUM, et NUX VOMICA.

CARIE SCROFULEUSE.

Mlle Adèle Roinet, âgée de quinze ans, à Angers, rue de la Serine, était affectée de carie scrofuleuse de l'humérus, à la hauteur du deltoïde. Après avoir essayé une foule de médicaments sans résultat, ses deux médecins avaient déclaré que l'amputation était nécessaire comme seule chance de salut. Mais avant de recourir à ce moyen extrême, on amène cette malade à ma consultation le 14 décembre 1847. J'administrai SULFUR, puis CALCAREA, et, le 1er février 1848, la made était parfaitement guérie.

HÉPATITE.

Mlle Soulard, âgée de six ans et demi, à la gendarmerie d'Angers, est atteinte d'une affection périodique du foie depuis plus de trois ans, avec symptômes d'une extrême gravité. L'on constate une douleur lancinante à l'hipochondre droit, remontant le long de la colonne vertébrale jusqu'à l'épaule du même côté. La pression, les mouvements, la toux, la voix exaspèrent la douleur. La percussion et la palpation font reconnaître l'augmentation du volume du foie. La malade éprouve souvent des vomissements bilieux, elle offre une teinte ictérique prononcée sur tous les téguments externes. La langue est jaunâtre, la bouche amère. Il y a des nausées fréquentes, les selles sont décolorées, les urines rares et foncées. Insomnie continuelle. La peau est le siége de démangeaisons intolérables, qui obligent la jeune fille à se déchirer. Le ventre est ballonné et douloureux. Les bains, les sangsues, tout l'appareil antiphlogistique a échoué. Les médecins d'Angers et de Tours n'ont procuré aucun soulagement, et ont fini par déclarer la malade incurable. En désespoir de cause, on me fait appeler, en 1849. Après tant d'efforts infructueux, je vis cette redoutable affection céder aisément à MERCURIUS, CHINA, CHAMOMILLA et BELLADONA.

HYSTÉRIE.

Mlle Piau, âgée de seize ans, à Saint-Jean de la Croix près Angers, était atteinte d'hystérie, depuis dix-huit mois, lorsque je la vis au mois d'avril 1849. Ne pouvant supporter aucun aliment, elle était tombée dans un état de faiblesse et de dépérissement extrême. Les désordres nerveux étaient effrayants et ses facultés intellectuelles à peu près anéanties. Obligée de garder le lit, elle se livrait à des chants continuels, perdait connaissance fréquemment, et par instants, ses mouvements étaient des plus bizarres. En vain on avait eu recours aux médecins de la localité et de la ville d'Angers. J'ordonnai STRAMONIUM, et le premier jour de la prise de ce médicament, la malade se trouva mieux ; BELLADONA et SULFUR administrés ensuite achevèrent sa guérison en moins d'un mois.

SURDITÉ.

En 1849, on amène dans mon cabinet Mlle Marie Guitton de Chambellay, âgée de neuf ans, affectée de surdité depuis 1844. J'examine attentivement cette jeune fille. L'orifice du conduit auditif est libre, aucun corps étranger ne l'obstrue, pas de gonflement de la peau, ni du tissu cellulaire ; je m'assure que la membrane du tympan est libre, qu'il n'y a ni accumulation de cérumen, ni corps étrangers. SULFUR administré d'abord procura un mieux sensible. SILICEA, BELLADONA et PHOSPHORUS achevèrent promptement sa guérison. (Deux mois de traitement).

INCONTINENCE D'URINE.

Mlle Véronique Mercier, âgée de 28 ans, vint me consulter en 1849. Cette malade éprouvait une incontinence d'urine, qui l'avait obligée à entrer aux incurables d'Angers. Cette incontinence offrait cette particularité remarquable de se manifester dix jours avant et dix jours après les règles. On croyait à son incurabilité ; mais on avait compté sans SULFUR et PULSATILLA, avec lesquels je débarrassai la malade de sa triste infirmité.

RACHITISME.

En 1850, je fus appelé chez M. Pagerie, rue Valdemaine, à Angers, pour son fils, âgé de cinq ans, jugé

sans espoir de guérison par la médecine ordinaire.
Outre qu'il était rachitique, cet enfant, convalescent à
peine d'une fièvre typhoïde, était maintenant atteint
d'affection tuberculeuse des glandes du mésentère. Alopécie complète, amaigrissement excessif, ventre dur,
tendu, bosselé, tête volumineuse, intelligence extraordinaire pour son âge. En présence d'un état si grave,
j'hésitais à l'entreprendre et les supplications seules de la
mère purent m'y engager. J'eus le bonheur de le guérir,
en six semaines, avec BELLADONA, SILICEA, CALCAREA,
SULFUR.

AFFECTION DÉNATURÉE PAR L'ABUS DES PRÉPARATIONS MERCURIELLES.

M. Jean Berger, âgé de vingt-sept ans, marinier à la
Bohalle (à 12 kilomètres d'Angers), voyait son mal s'ag-
graver depuis quatre ans malgré les soins de la médecine ordinaire, lorsqu'en 1847 on vint me prier de l'aller
voir ; il était alité depuis plus de dix-huit mois ; l'état
de faiblesse dans lequel je le trouvai était tel que souvent il perdait connaissance. Au moindre mouvement
qu'on lui imprimait, ses douleurs devenaient intolérables et lui arrachaient des cris. A la face interne de la
cuisse gauche, on remarquait deux ulcères fistuleux,
trois autour de la malléole et deux à la naissance des or-
teils du même côté. A droite on en comptait deux au-
dessous du genou et deux autres au-dessus de la malléole interne. Les glandes des aines étaient en suppuration depuis 1843. Traité par les médecins d'Angers, ce

malade avait pris le mercure sous toutes les formes, sans voir s'arrêter les progrès du mal. Hépar sulfuris, premier médicament homœopathique prescrit, diminua de plus de moitié la suppuration de toutes les plaies, tarit deux ulcères fistuleux de la jambe gauche, et cela, en quatre jours de traitement. Délivré de ses souffrances, comme par enchantement, le malade ne tarda pas à voir revenir l'appétit et le sommeil. Nitri acidum, Sulfur, Silicea achevèrent sa guérison en moins de deux mois.

ACNÉ ROSACEA.

Après avoir épuisé en vain toutes les ressources de l'art ancien, M. R. P. de Sablé (Sarthe), vint me consulter, en octobre 1853, pour une couperose datant d'une quinzaine d'années. Des pustules volumineuses, à base dure, large et violacée, occupaient tout le front, les joues, le dessous des yeux, le menton, le nez; enfin la face entière était d'un rouge cuivré très-prononcé. Antimonium crudum deuto-chlorure d'hydrargyr l'ont entièrement guéri. Aujourd'hui il n'existe aucune trace de son affection.

AMAUROSE.

En 1850, Mme M*** à Angers, rue Cordelle, vient me consulter pour une amaurose qui date de trois ans et ne lui permet plus de se livrer à aucun travail. La malade n'aperçoit les objets qu'à travers un épais nuage. La pupille est irrégulière, allongée dans le sens vertical, sa couleur est d'un noir pâle, vitré. Cette membrane est immobile, quelle que soit la vivacité de la lumière qui affecte l'œil. L'expression du regard est d'un vague inimitable. SULFUR, PULSATILLA et PHOSPHORUS triomphèrent, en moins de trois mois, d'un mal qu'on avait jugé au-dessus des ressources de l'art.

PROSOPALGIE.

Depuis plus de douze ans M. M*** rue Traversière-Joubert, à Angers, est atteint d'une prosopalgie du côté droit, qui revient périodiquement chaque semaine. Pendant l'accès qui ne dure pas moins de douze heures, M. M*** est en proie à des souffrances atroces ; des élancements lui traversent l'œil ; des déchirements, des douleurs variées se succèdent sans interruption et obligent ce malade à fuir la société, le bruit et la lumière. Tous les moyens mis en usage pour combattre cette cruelle affection avaient échoué, lorsqu'il se décida, en 1849, à essayer le traitement homœopathique. METALLUM ALBUM le guérit en moins de deux mois. Deux fois seulement, depuis sa guérison, il a dû recourir à l'usage de METALLUM ALBUM, pour combattre quelques légères douleurs tendant à reprendre le caractère des souffrances passées.

CARIE SCROFULEUSE.

Mme Poupart de Saint-Léonard, près Angers, vint me consulter, en 1848, pour des ulcères fistuleux à la main gauche. Cinq points de suppuration occupent le dessus de la main, le pouce et l'index ; plusieurs fois des esquilles sont sorties spontanément par ces ouvertures. La main est entièrement déformée. En vain, depuis longues années, on avait prodigué à cette malade tous les anti-scrofuleux allopathiques. SULFUR et CALCAREA suffirent pour cicatriser ces plaies en moins de cinq semaines.

CHOLÉRA.

Dans le département de Maine-et-Loire, et à Angers surtout, où le choléra sévit avec violence en 1849, le public ne tarda pas à reconnaître la puissante efficacité du traitement homœopathique et la nullité des secours de l'allopathie, dans cette grave affection. En effet, le bruit des guérisons obtenues par la nouvelle médecine se répandit promptement dans la ville et ses environs, et bientôt on ne voulut plus recourir qu'aux soins de cette dernière.

Je visitai, chaque jour, de 40 à 45 cholériques à domicile; à mon cabinet, je ne vis pas moins de 50 à 60 malades soumis à l'influence épidémique. Si je voulais ajouter de nouvelles observations aux précédentes, je pourrais citer un nombre considérable de malades gravement atteints et arrivés à la période algide, qui ont été ramenés à la vie par VERATRUM, METALLUM ALBUM, CUPRUM, etc.

DES MALADIES

ET DE LEUR TRAITEMENT

ABCÈS (DÉPOT).

DÉFINITION. — C'est une tumeur contre nature contenant une matière purulente, qui est toujours la terminaison d'un état inflammatoire.

ABCÈS PHLEGMONEUX.

SYMPTÔMES. — Rapidité de la marche de l'inflammation dans le tissu cellulaire, comme on l'observe dans la terminaison de l'inflammation par suppuration. Frissons pendant la formation du pus; trouble plus ou moins grand dans les fonctions. Ramollissement dans la tumeur, le pus étant formé. Diminution des symptômes. Sensation de pesanteur dans la partie. Centre élevé en pointe. Fluctuation plus ou moins sensible au toucher.

TRAITEMENT.

BRYONIA. — Suffira souvent pour prévenir la suppuration, si la tumeur est tendue, chaude, pâle, mais encore sans douleur au toucher.

BELLADONA. — Dans les mêmes circonstances que le précédent, surtout quand la peau qui recouvre la tumeur est rouge et brûlante.

CONIUM. — Secondé d'IODIUM, CARBO ANIMAL, pour hâter la résolution de la tumeur, dans le cas où, cette dernière serait passée à l'état d'induration.

LACHESIS. — Secondé au besoin d'HEPAR SULFURIS, pour hâter l'ouverture de l'abcès, lorsque déjà des frissons ont annoncé la formation du pus.

SILICEA. — Pour tarir le foyer purulent.

HÉPAR SULFURIS, PHOSPHORUS. — En cas d'insuffisance du médicament précédent.

ACNÉ (COUPEROSE).

DÉFINITION. — Inflammation des follicules sébacés, caractérisée par des pustules peu étendues, séparées, entourées d'une auréole rosée ou livide, plus ou moins dure à leur base.

CAUSES. — Adolescence, jeunesse, époque critique, tempérament sanguin et bilieux, dérangement des fonctions des organes abdominaux, suppression du flux menstruel, dysménorrhée, hérédité, excès de table, affections morales, applications de certains fards, de lotions astringentes, abus des cosmétiques.

SYMPTÔMES. — ACNÉ SIMPLE. — Quelques points rouges, épars sur les joues, le nez et le front. Développement successif, légère inflammation des follicules, sans chaleur, avec fourmillement peu sensible. La suppuration s'accumule lentement; amincissement de la petite pustule qui se déchire, puis croûte mince et légère après la sortie du liquide séro-purulent.

ACNÉ PONCTUÉ. — Points noirs avec saillie, inflammation plus vive, accumulation du fluide sébacé plus épais, qui prend la forme d'une pustule.

ACNÉ INDURÉ. — Boutons pustuleux, plus nombreux, plus agglomérés, plus développés, à base large et dure, d'un rouge violacé, indolents et arrivant avec lenteur à suppuration. A la suite de ces pustules et à leurs places, il reste une teinte livide et une dépression indélébile.

ACNÉ ROSACEA. — Cette forme débute par des points rouges sur le nez et les joues avec tension et chaleur, surtout après le repas; la peau se gonfle et garde une teinte d'un rouge violacé plus vif autour des pustules. Tuméfaction et dureté des tissus. Dilatation des veinules; perte de l'harmonie des traits qui paraissent grossis.

TRAITEMENT.

ACNÉ SIMPLE. — BELLADONA. — Lorsque les pustules occupent les joues, le nez et le dos.

PHOSPHOR. ACIDUM. — Dans les mêmes circonstances que BELLADONA et alterné avec cette dernière.

CALCAREA. — Pourra être pris en considération.

ACNÉ PONCTUÉ. — SULFUR, NITRI ACIDUM et SEPIA alternés.

ACNÉ INDURÉ. — CARBO ANIMAL. — Si l'éruption occupe les joues et le nez et rend la peau tendue et douloureuse au toucher. NITRI ACIDUM, s'il y a éruption pustuleuse à la face, au front, aux tempes.

ACNÉ ROSACEA. — MERCURIUS CORROSIVUS, BELLADONA, ANTIMONIUM CRUDUM, PHOSPHOR. ACID. — Employés successivement.

CALCAREA. — Terminera le traitement.

ALIÉNATION MENTALE (FOLIE).

DÉFINITION. — Affection du cerveau avec lésion incomplète des facultés intellectuelles et affectives, sans trouble notable des sensations et des mouvements volontaires, sans désordres marqués des fonctions nutritives et génératrices.

CAUSES. — Age de 30 à 40 ans, disposition héréditaire, passions vives, éducation vicieuse, célibat, abus des liqueurs alcooliques, chagrins domestiques, syphilis, coups, chutes sur la tête, l'ennui naissant du désœuvrement, répercussions d'éruptions cutanées.

SYMPTÔMES. — Fonctions des organes des sens assez régulières, quelquefois exaltation des sens de l'ouïe et de la vue, souvent erreur dans la perception des objets, souvent hallucinations singulières, désordre des idées, opinions ridicules ; jugement faux, propos décousus, raisonnements incohérents ; imprévoyance extrême, conservation du souvenir des choses passées, mémoire des choses présentes, oubli complet ou indifférence absolue des parents, des amis, quelquefois même haine profonde, volonté conservée, persuasion qu'on ne fait, qu'on ne dit rien que de raisonnable, paroxysmes irréguliers, céphalalgie, insomnie complète, délire.

TRAITEMENT.

VERATRUM. — S'il y a envie de courir, de chanter, avec idées extravagantes, par exemple, de vouloir se faire croire atteint de maladies qu'on n'a pas. Suite de frayeur.

HYOSCIAMUS. — S'il y a manie avec gestes ridicules, bouffonnerie, lasciveté.

LACHESIS. — Quand le malade parle beaucoup avec mots choisis, idées sublimes, et qu'il s'exalte jusqu'aux pleurs. Après l'abus des alcooliques.

STRAMONIUM. — S'il y a divagations, visions effrayantes, loquacité, étourdissement, envie de s'enfuir, danses, rires, désir de la société.

BELLADONA. — Lorsqu'il y a agitation, inquiétude, visions de toutes sortes ; envie de cracher, de mordre, aboiement comme celui du chien, répugnance pour les liquides, la société et la conversation, regard fixe, stupide ou furieux, difficulté d'avaler, tremblement des membres, perte de la mémoire.

PLATINA. — S'il y a mépris de tout le monde, orgueil, exaltation de l'appétit vénérien, battements de cœur, peur de mourir.

CANTHARIS. — Lorsqu'il y a forte excitation de l'appétit vénérien avec cris, aboiement, soif et dégoût de l'eau, difficulté d'avaler.

ANACARDIUM. — S'il y a disposition à rire de toute chose, mépris de la religion, blasphèmes, jurements.

LYCOPODIUM. — Dans manie religieuse, désespoir de son salut, reproches, despotisme.

IGNATIA. — Suite de chagrin.

ARNICA. — Après des coups ou des chutes.

MERCURIUS. — Dans la syphilis.

CONIUM. — Chez les célibataires.

ALOPÉCIE (CALVITIE, CHUTE DES CHEVEUX).

DÉFINITION. — Chute des cheveux.

L'alopécie est souvent accompagnée d'une autre lésion de la peau à l'endroit où elle se manifeste. Dans ce cas l'épiderme se détache par écailles furfuracées, blanches, plus ou moins étendues, se renouvelant promptement, au-dessous, peau rouge, mais non douloureuse. Si cette desquammation est abondante, et que le derme soit altéré profondément, l'alopécie s'étend au delà des limites du cuir chevelu.

CAUSES. — Insolation, application d'un cosmétique irritant, affections aiguës, diminution progressive de la cavité des bulbes, les couches, le scorbut, les dartres, la teigne, la phthisie, céphalalgies habituelles, évacuations fréquentes de sperme, épuisement, affections morales vives, travaux intellectuels excessifs, syphilis, vieillesse.

TRAITEMENT.

MERCURIUS. — Est le médicament spécial.

PHOSPHORUS ACIDUM. — Après de longs chagrins.

CHINA. — Dans la calvitie par cause débilitante.

NITRI ACIDUM et HEPAR SULFURIS. — Lorsqu'elle est causée par l'abus du mercure ou qu'elle est survenue à la suite de violentes céphalalgies.

AMAUROSE (GOUTTE SEREINE).

DÉFINITION. — Diminution ou perte complète de la vue.

CAUSES. — Eruptions rentrées, flux habituel supprimé, lectures habituelles de caractères fins, contusions, plaies, corps étrangers, excès vénériens, masturbation, séjour dans des lieux humides, obscurs.

SYMPTÔMES — Altération de la vue : le malade aperçoit des corps voltigeants, des mouches, des insectes, confusion des objets, la lumière fatigue, vertiges à l'aspect d'un corps brillant, sensation de sécheresse à la surface du globe oculaire, céphalalgie ; la vue s'obscurcit progressivement, les malades croient voir des filaments, des taches noires ; le nuage qui couvre les objets devient de plus en plus épais, et, après un temps plus ou moins long, la vue est tout à fait abolie. On reconnaît l'amaurotique à distance, parce que sa démarche est chancelante, sa tête dirigée horizontalement. Dans l'amaurose, l'iris est immobile, la pupille dilatée et irrégulière.

TRAITEMENT.

BELLADONA. — Quand les pupilles sont dilatées, avec aspect rouge des objets, qui paraissent renversés, brouillard, taches et points noirs ou colorés devant la vue, douleurs pressives dans les yeux.

CONIUM. — A la suite d'un coup, lorsqu'il y a éblouissement par la lumière du jour.

HYOSCIAMUS. — S'il y a dilatation des pupilles, spasmes des paupières, coloration en rouge des objets soumis à la vue, douleurs étourdissantes aux yeux.

PHOSPHORUS. — Quand il y a grande sensibilité des yeux à la lumière, taches noires devant la vue, accès de cécité momentanée.

PULSATILLA. — Chez les personnes d'un caractère doux, les femmes surtout, lorsque les règles sont supprimées.

SULFUR et MERCURIUS.—Après des éruptions rentrées.

CHINA. — Dans la faiblesse de la vue, lorsque le malade ne peut voir que le contour des objets peu éloignés. (Après des pertes de sang).

AMÉNORRHÉE (SUPPRESSION DES RÈGLES).

DÉFINITION. — Absence des règles.

Nous en admettons trois variétés :

Première variété, AMÉNORRHÉE à l'époque de leur première apparition.

CAUSES. — Tempérament lymphatique et nerveux, contrariété, insuffisance de l'alimentation, conformation vicieuse.

SYMPTÔMES. — Céphalalgie, douleurs dans les lombes et dans la région de la matrice, fièvre lente, congestions séreuses, affections nerveuses.

Deuxième variété. AMÉNORRHÉE survenant pendant la menstruation.

CAUSES. — Aux précédentes ajoutez pléthore ou épuisement, abus du coït, veilles, affections tristes, impressions vives, habitation dans des lieux humides, ablutions froides pendant l'écoulement des menstrues.

SYMPTÔMES. — Douleurs aux régions lombaires et utérines, céphalalgie, lassitude, vertiges ; palpitations, tranchées, sentiment de lourdeur dans le bas-ventre. flueurs blanches, hémorrhagies supplémentaires dans diverses parties du corps.

Troisième variété. AMÉNORRHÉE à l'âge critique. Ici les règles cessent pour toujours ; mais si on néglige les précautions à prendre à cette époque, il peut survenir une foule d'accidents, tels que la métrite, la leucorrhée, les convulsions, les rhumatismes, les dartres, etc.

TRAITEMENT.

Dans la première variété.

PULSATILLA. — Est le médicament spécial, surtout si la malade est excitable, pleureuse, timide, éprouve des douleurs dans les membres, des maux de cœur et des coliques.

SULFUR, après PULSATILLA. — En cas d'insuffisance de cette dernière, et même alterné avec elle en cas de besoin.

NUX VOMICA. — Si la malade est d'un tempérament bilieux, pléthorique, d'un caractère irritable.

KALI CARBONICUM. — Combat l'oppression, les battements de cœur.

Dans la seconde période.

PULSATILLA. — Répond aux symptômes suivants : coliques, battements de cœur, nausées, leucorrhée, douleurs de reins, urines brûlantes, humeur pleureuse, douleurs errantes dans les membres, d'un seul côté à la fois, douleur de meurtrissure au toucher, aggravation des souffrances le soir, tous les deux jours.

COCCULUS. — Coliques vives, crampoïdes à l'époque

des règles, gêne de respiration, anxiété, gémissements, mouvements convulsifs, faiblesse nerveuse, indiquent l'emploi de ce médicament.

CUPRUM. — Dans les mêmes circonstances que le précédent, mais les spasmes nerveux étant accompagnés de nausées, de vomissements, de souffrance à faire crier.

CONIUM. — Chez les jeunes veuves ou les jeunes filles passionnées ou adonnées à l'onanisme.

LYCOPODIUM. — Lorsqu'il existe disposition à la mélancolie, à la tristesse, vomissements, aigreurs, règles faciles à supprimer.

SEPIA. — Trouve sa sphère d'action chez les personnes au teint pâle, atteintes de vive céphalalgie, migraines, maux de reins, leucorrhée.

SULFUR après PULSATILLA. — En cas d'insuffisance des précédents.

Dans la troisième période.

LACHESIS. — Répond le mieux aux souffrances de l'époque critique.

COCCULUS, CONIUM, SEPIA après LACHESIS. — Si ce dernier est insuffisant.

ANASARQUE (ENFLURE).

DÉFINITION. — C'est l'infiltration générale du tissu cellulaire, caractérisée par une tuméfaction qui se montre d'abord aux membres inférieurs, s'étend peu à peu à tout le corps, d'une couleur d'un blanc laiteux, indolente au toucher, conservant l'impression du doigt.

CAUSES. ANASARQUE IDIOPATHIQUE. — Constitution lymphatique débilitée, habitation dans des lieux obscurs, humides, usage d'aliments aqueux.

ANASARQUE SYMPATHIQUE. — Lésions viscérales, fièvres prolongées, évacuations excessives, suppression d'hémorrhoïdes ou de menstrues, rétrocession d'exanthèmes cutanés.

SYMPTÔMES. — *Première espèce.* — Épanchement de sérosité dans les membres inférieurs, gagnant peu à peu tout le corps, distension de la peau, qui devient blanche, insensible et froide, mollesse et lenteur du pouls, dyspnée, troubles des principales fonctions.

Deuxième espèce. — Coloration de la face, rougeur des téguments, qui conservent leur chaleur normale, pouls fort et dur, respiration embarrassée, apparition d'autres phénomènes liés à l'organe affecté.

TRAITEMENT.

ANASARQUE IDIOPATHIQUE. — ANTIMONIUM CRUDUM. — S'il y a souffrances gastriques et bilieuses.

COLCHICUM. — Émission d'urine rare, foncée, avec tenesme et sensation brûlante.

FERRUM. — Lorsque le malade est anémique.

SQUILLA. — Dans les mêmes circonstances que COLCHICUM.

ANASARQUE SYMPATHIQUE. — CHINA. — Répond à l'anasarque par suite de pertes de sang ou autres causes débilitantes.

Metallum album. — Combat efficacement celle qui succède aux fièvres intermittentes, à l'abus du quinquina, à l'usage des aliments aqueux, ou à la rétrocession d'exanthèmes cutanés.

Dulcamara. — Chez les malades habitants des lieux obscurs, humides.

ANÉVRISME.

Définition. — Dilatation d'une portion d'artère par l'accumulation d'une quantité plus ou moins considérable de sang.

Causes. — Altération du tissu artériel, mauvaise alimentation, abus des liqueurs spiritueuses, efforts violents, contusions, compressions.

Symptômes. — Petite tumeur qui disparaît à la pression, indolente, en comprimant au-dessus on la fait disparaître, si on comprime au-dessous on la voit augmenter, battements isochrones aux pulsations du pouls, engourdissement, torpeur, crampes dans le membre affecté. Vient-elle à se rompre?... Sensation de déchirure dans la tumeur; elle est moins bien circonscrite, dure, inégale; la compression ne la fait plus disparaître; battements plus obscurs, moins de frémissements, tumeur douloureuse, difficulté des mouvements, engorgement du membre, dilatation des veines superficielles; la tumeur s'élève en pointe ; amincissement de la peau qui la recouvre, hémorrhagie redoutable. On doit admettre des anévrismes internes et externes, suivant qu'ils ont leur siége dans les trois cavités splanchniques ou en-dehors de ces cavités.

TRAITEMENT.

ARNICA. — Répondra à l'anévrisme qui survient après des efforts violents, des contusions, des compressions, etc.

LACHESIS. — Lorsque cette affection reconnaît pour cause l'abus des liqueurs spiritueuses.

NUX VOMICA. — Dans le même cas et comme auxiliaire du précédent.

CARBO VÉGÉTABILIS, LYCOPODIUM, SULFUR. — Méritent également qu'on y ait égard.

ANGINE (MAL DE GORGE, ESQUINANCIE).

DÉFINITION. — C'est l'inflammation de la membrane muqueuse, qui s'étend depuis l'isthme du gosier jusqu'au cardia et à l'origine des bronches.

CAUSES. — Refroidissement subit des pieds et de la nuque, courant d'air sur la région cervicale, boissons froides au moment où l'on transpire, chants forcés, blessure à la gorge, contact de substances irritantes.

SYMPTÔMES. — Gêne, chaleur, sécheresse, picote-

ment au fond de la gorge, déglutition gênée et douloureuse, sensation d'un corps étranger dans la gorge.
Quand les deux amygdales sont prises, la déglutition et
la respiration deviennent de plus en plus difficiles et
douloureuses. Les boissons ont même de la peine à passer et souvent ressortent immédiatement par les fosses nasales. Déglutition et respiration quelquefois suspendues,
alors face congestionnée, lèvres livides, yeux rouges, saillants, angoisse et anxiété extrêmes. Douleur au niveau
des angles de la mâchoire, qui augmente par la pression
et les mouvements de déglutition et de respiration : elle
peut retentir jusqu'à l'oreille. Alors, bourdonnements,
tintements, élancements pénibles, surdité même, altération de la voix qui devient nasillarde ; quelquefois
aphonie et toux gutturale, suivie d'expectoration muqueuse, épaisse et blanchâtre, engorgement des ganglions sous - maxillaires, salive abondante, expuition
difficile de mucosités gluantes ; par l'inspection on constate le gonflement de l'une ou des deux amygdales, fréquence et dépressibilité du pouls, angoisse, prostration,
appétit nul, chaleur et sécheresse de la peau, (constipation ordinaire).

TRAITEMENT.

BELLADONA. —Quand les amygdales sont gonflées, douloureuses, le voile du palais très-rouge, la déglutition
difficile. Si l'on éprouve une sensation de resserrement
et de constriction de la gorge, avec besoin continuel
d'avaler, impossibilité de boire et que les boissons res-

sortent par les narines, avec gonflement du cou et même des glandes sous-maxillaires, fièvre, face rouge et bouffie.

MERCURIUS.— Lorsqu'il y a élancements vifs dans les amygdales et la gorge en avalant, les douleurs se propageant jusqu'aux oreilles, gonflement douloureux des parotides, déglutition douloureuse et très-difficile, surtout des boissons, gonflement des gencives, voix rauque, salivation abondante. Alterner ces deux médicaments.

PULSATILLA.— Si les muqueuses de la gorge, de la luette et des amygdales présentent une teinte violacée, avec gonflement variqueux des veines, si les élancements dans la gorge se manifestent hors le temps de la déglutition, avec aggravation vers le soir.

IGNATIA.—S'il y a des douleurs élançantes jusque dans les oreilles hors le temps de la déglutition, sensation d'une cheville dans la gorge.

LACHESIS.—Quand il y a sécheresse, douleur d'excoriation, brûlement dans la gorge, gêne de respiration, péril de suffocation, besoin continuel d'avaler avec sensation d'un tampon (d'une grosseur qui demanderait à être avalée), déglutition difficile ou impossible, aggravation du mal par le contact et après avoir dormi.

NUX VOMICA. — Est indiqué par sentiment de compression dans la gorge comme par une tumeur, grattement, douleur d'excoriation à la gorge, en avalant à vide surtout, gonflement de la luette, toux sèche provoquant des douleurs dans les hypochondres.

ANTHRAX (OU CHARBON).

DÉFINITION. — Tumeur inflammatoire gangréneuse occupant le tissu cellulaire sous-cutané et la peau. On le divise en ANTHRAX BÉNIN et MALIN.

ANTHRAX BÉNIN. — SYMPTÔMES. — Tumeur dure d'un rouge foncé, chaleur analogue à celle d'un charbon enflammé, à son sommet une ou plusieurs pustules ; au-dessous, escarre noire entourée d'un cercle enflammé, de couleur rouge brun, puis petites crevasses laissant suinter un liquide ichoreux, formation d'une ulcération à bords irréguliers, rouges, difficiles à se cicatriser, fièvre.

ANTHRAX MALIN. — SYMPTÔMES. — Douleurs et chaleur vives sur le point affecté, tumeur profonde, circonscrite, au sommet, vésicule remplie de matière brune, formation d'une escarre entourée d'un engorgement pâteux, suppuration, diminution des parties mortifiées, nausées, vomissements, faiblesse du pouls, défaillances, altération des traits, insomnie, délire.

TRAITEMENT.

Les médicaments à opposer au CHARBON BÉNIN seront les mêmes que pour le CHARBON MALIN.

METALLUM ALBUM, LACHESIS et BELLADONA. — Sont les trois médicaments principaux.

SILICEA et SECALE CORNUTUM. — Seront recommandés,

mais spécialement contre le CHARBON MALIN en cas d'insuffisance des premiers.

APHTHES.

DÉFINITION. — C'est une éruption qu'on observe sur les membranes muqueuses seulement. Elle se montre de préférence à la face interne des lèvres et des joues, aux gencives, à la langue, au voile du palais.

SYMPTÔMES. — Petite vésicule transparente, d'un gris de perle au-dessous et autour de la vésicule, bourrelet gris dur à sa base, qui donne à cette vésicule l'apparence d'une pustule, au second ou troisième jour, cette vésicule crève, un liquide transparent s'en échappe et une ulcération douloureuse lui succède. Cette ulcération dure plusieurs jours et quelquefois plusieurs semaines, le bourrelet s'affaisse insensiblement jusqu'au niveau des parties circonvoisines, l'ulcération s'élargit et s'entoure d'un cercle rouge, alors la cicatrisation commence. L'aphthe est discret ou confluent, le premier frappe les enfants et les adultes, pustules isolées, peu nombreuses. siégeant à la bouche, mouvement fébrile, embarras intestinal, douleur vive, dyspepsie, soif. L'aphthe confluent est moins limité ; de la bouche il s'étend au gosier, au pharynx, il attaque les adultes et surtout les femmes en couche : frissons, angoisses précordiales, anxiété, nausées, vomituritions.

TRAITEMENT.

Borax.— Chez les enfants dont le teint est pâle et terreux, les urines fétides et les selles verdâtres. (Pleurs fréquentes).

Mercurius. — Est le médicament spécial de cette affection, il sera d'autant mieux indiqué qu'il y aura salivation abondante, mal de gorge, saignement facile des aphthes.

Metallum album.—Répond à l'aphthe confluent, caractérisé par frissons, fièvre, vomissements, angoisses précordiales, nausées, vomiturition, petitesse du pouls.

En cas d'insuffisance des médicaments précédents, on pourra aussi avoir recours à Sulfur acidum, Sulfur, Nux vomica.

APOPLEXIE.

Définition. — Maladie caractérisée par une privation subite et plus ou moins complète des sensations et du mouvement, sans que la respiration et la circulation soient suspendues.

Causes. — Obstacle au libre cours du sang des extrémités supérieures, chaleurs brûlantes, excès de table, abus des boissons alcooliques, excès vénériens, travaux intellectuels excessifs ; émotions vives, passions violentes, hérédité, altération des vaisseaux cérébraux.

SYMPTÔMES. — *Première forme*. Invasion soudaine, perte de sentiment et de mouvement, face injectée, respiration stertoreuse, plénitude du pouls qui reste sans fréquence, convulsions ou contractions des muscles des extrémités. Quelquefois ces mouvements sont limités aux muscles d'une moitié du corps, tandis que ceux du côté opposé sont dans le relâchement. La durée de cette stupeur profonde varie de quelques instants à plusieurs jours.

Deuxième forme. — Céphalalgie subite, pâleur, affaissement, vomissement, état de syncope, décoloration de la face, faiblesse du pouls, froid général, convulsions légères, idées incohérentes, coma, quelquefois hémiplégie.

Troisième forme. — Paralysie subite d'une moitié du corps et perte de la parole, pouls plein et dur, respiration difficile, face d'une coloration violacée, constipation, rétention d'urine, immobilité des pupilles, assoupissement, insomnie, délire et convulsions, perte du sentiment complète ou incomplète.

TRAITEMENT.

BELLADONA. — Dans l'apoplexie avec perte de connaissance, sommeil stertoreux, bouche tirée de côté, déglutition difficile, rougeur de la face, injection de la conjonctive, dilatation des pupilles, hallucination, vertiges.

ACONIT. — Chez un individu pléthorique ayant le pouls plein, accéléré, la peau sèche et brûlante.

Opium. — Est indiqué par la somnolence comateuse avec ronflement bruyant, stupeur, face rouge et bouffie, respiration gênée, état analogue à l'ivresse.

Arnica. — Dans la paralysie subite d'une moitié du corps avec perte de la parole, plénitude et force du pouls, rougeur de la face, assoupissement, évacuation involontaire des selles et des urines, surtout dans l'apoplexie déterminée par un coup sur la tête.

Laurocerasus. — S'il y a perte subite du sentiment et du mouvement survenue sans prodrômes.

Comme moyen prophylactique, le sujet sanguin fera usage d'aconit, lorsqu'il éprouvera des vertiges, des battements et des élancements dans la tête, des bourdonnements d'oreilles et des saignements de nez. Nux vomica lui sera préféré dans le cas d'abus des boissons alcooliques, s'il existait surtout des éblouissements, des bourdonnements d'oreilles, de l'engourdissement, des faiblesses et des secousses dans les membres.

APOPLEXIE PULMONAIRE.

Définition. — Épanchement de sang spontané dans le tissu pulmonaire.

Causes. — Suppression d'un flux sanguin habituel, exposition au froid, coups, contusions.

Symptômes. — Oppression, sentiment de chaleur et de tension dans la poitrine. Douleurs aiguës sur le devant et le derrière de la poitrine ; vers le larynx titillation qui excite la toux ; expectoration sanglante, sang vermeil ou noir ; par la percussion obscurité du son, absence du bruit respiratoire, ronchus constatés par l'auscultation ; au début de la maladie, il y a accélération du pouls, qui est fort, développé et vibrant ; rougeur et animation de la face ; plus tard phénomènes opposés. Pâleur, fréquence et petitesse du pouls, sueurs froides, faiblesse et défaillance. On observe des instants de calme ; tous les accidents diminuent, mais de nouveaux accès ne tardent pas à se reproduire.

La mort peut survenir subitement par asphyxie progressive ou par syncope.

TRAITEMENT.

Aconit. — Dans la fièvre forte avec pouls dur, points douloureux dans les côtés de la poitrine, augmentés par la toux qu'excite une titillation dans la poitrine.

Belladona. — Contre la gêne de la respiration, la toux avec élancements dans le ventre, le crachement de sang avec vertiges, éblouissements.

Ipeca. — S'il y a oppression extrême accompagnée d'anxiété, de nausées, d'accès de suffocation, crachement de sang noir.

Phosphorus. — Quand la toux provoquée par un chatouillement dans la poitrine, s'accompagne de crachement de sang, grande faiblesse, sueurs.

ASCITE (HYDROPISIE).

DÉFINITION. — C'est une accumulation de sérosité dans la cavité péritonéale.

CAUSES. — Obstacle à la circulation veineuse, dartres exanthèmes, rougeole, scarlatine, altération du sang, impression subite du froid, ingestion de boissons froides, suppression des règles, des hémorroïdes.

SYMPTÔMES. — Saillie des parties déclives, de l'hypogastre et des régions iliaques, lorsque le malade se tient debout ; s'il se couche sur le dos, saillie des flancs ; matité dans l'étendue de la saillie formée par le liquide ; la matité et la tuméfaction vont en augmentant ; lorsque l'épanchement est assez abondant, les intestins flottent à sa surface, et alors on trouve de la matité en bas, et de la résonnance en haut : défaut d'élasticité sur le siége de l'épanchement ; en appliquant profondément le plessimètre, on obtient un son humorique ou hydraérique ; de plus on constate la fluctuation ; le ventre offre un aspect variable, suivant l'étendue et la quantité de l'épanchement ; tension des parois abdominales ; peau lisse et luisante, sillon profond creusé par la pression de l'ongle, tumeur arrondie de l'ombilic, veines variqueuses sur le ventre et la poitrine, membres inférieurs tuméfiés, urine diminuée, bouffissure du visage, apathie, trouble des fonctions digestives, borborygmes, nausées et vomissements, soif vive, amaigrissement rapide, res-

piration difficile, menace de suffocation, petitesse et fréquence du pouls, défaillances, muqueuses décolorées,
sécheresse de la peau.

TRAITEMENT.

METALLUM ALBUM. — Contre amaigrissement, grand
épuisement, teinte pâle, terreuse ou bleuâtre de la peau,
digestion pénible, douleur d'estomac, ardeur dans les
entrailles, selles diarrhéiques, urines rares, difficiles,
gêne de la respiration, le soir surtout. Aménorrhée chez
les femmes.

CHINA.— S'il y a tête embarrassée, indifférence, découragement, insomnie la nuit, manque d'appétit, pression à l'estomac, envie de dormir après le repas, selles
diarrhéiques décolorées ou de matières indigérées,
sueurs fréquentes au mouvement surtout, faiblesse générale, face jaune, hypertrophie de la rate et du foie.
C'est surtout chez les personnes épuisées par des pertes
de sang ou d'humeurs, des diarrhées, des maladies aiguës ou toute autre cause d'affaiblissement, que ce médicament devra être pris en considération.

HELLEBORUS. — Est indiqué par mélancolie, taciturnité,
stupidité, face pâle ou jaunâtre, pincements, pesanteur,
gargouillements et borborygmes dans le ventre, diarrhées avec coliques et envie de vomir, urines foncées,
fréquentes et peu abondantes.

FERRUM METALLICUM. — Lorsqu'il y a teinte terreuse
de la peau, manque d'appétit, embarras gastrique, diar-

rhée, battement de cœur, oppression au moindre mouvement, faiblesse, amaigrissement, petitesse du pouls.

DIGITALIS. — Quand le malade est atteint d'affection organique du cœur, et qu'il présente les symptômes suivants : tristesse anxieuse, insomnie, dégoût des aliments dont l'odeur seule donne des nausées ; diarrhée, selles décolorées, douloureuses et affaiblissantes, irrégularité et intermittence des battements du cœur, qui sont parfois d'une extrême fréquence, urine rare et difficile.

MERCURIUS SOLUBILIS.— S'il y a ventre douloureux au toucher, sensation de froid, remontant de l'épigastre à la gorge, coliques suivies de selles muqueuses ou sanguinolentes, souvent avec ténesme, envie fréquente d'uriner avec émission d'urine rare, brûlante et trouble.

ASTHME.

DÉFINITION. — Maladie caractérisée par des attaques de dyspnée périodique.

CAUSES. — Hérédité, tempérament nerveux, masturbation, abus des plaisirs vénériens, suppression d'hémorchoïdes ou d'exanthèmes, climats froids et humides, habitation prolongée dans des lieux obscurs, variation de l'atmosphère, émotions morales.

SYMPTÔMES. — Les accès se montrent souvent la nuit ou le matin ; ils sont quelquefois précédés de morosité, d'apathie, d'abattement ; quelquefois ils surviennent subitement ; anxiété, souffrance indicible, décubitus dorsal impossible ; les malades quittent leur lit, courent chercher l'air frais à leurs fenêtres, la gêne de la respiration augmente ; spasme du larynx, mouvements convulsifs des muscles de la poitrine et du ventre ; la tête se renverse en arrière, le cou s'enfonce entre les épaules, la poitrine s'abaisse sur le ventre, les bras s'écartent du corps pour chercher un appui sur les objets environnants : la gêne de la respiration augmente par les gaz qui se développent dans l'estomac et dilatent cet organe ; inspiration pénible ; respiration sifflante, s'exécutant avec lenteur, raucité de la voix qui est entrecoupée, pâleur livide de la face, rougeur violacée des joues ; les yeux semblent sortir des cavités orbitaires ; bouche largement ouverte, calme et lenteur des paroles, dilatation de la poitrine, vêtements insupportables, distention des veines jugulaires ; exagération de la résonnance thoracique ; diminution du bruit respiratoire, râles sonores, à la fin expulsion de matières visqueuses, sommeil profond ; l'accès dure de deux à quatre heures ; il ne reste que de la pâleur et de la céphalalgie ; retour plus ou moins éloigné des accès.

TRAITEMENT.

Nux vomica. — Chez les personnes vives et passionnées. Dans l'oppression anxieuse de la poitrine avec accès de suffocation, surtout après minuit, et lorsqu'à ces symptômes se joint une grande gêne des vêtements sur la poitrine avec sensation de pression et de constriction de cette dernière. (Après la suppression d'hémorroïdes).

Metallum album. — Dans l'oppression qui s'aggrave par la parole et s'unit à l'anxiété et à l'agitation. Quand les accès de suffocation nocturne accompagnent une toux qui se manifeste à chaque mouvement avec constriction de la trachée-artère.

Ipeca. — Dans la respiration haletante avec bruit de râle dans la trachée, l'imminence de la suffocation, la pâleur de la face jointe au froid des extrémités.

Pulsatilla. — Chez les femmes d'un caractère doux, dont les règles sont faibles ou supprimées. Lorsque les accès de suffocation sont accompagnés d'angoisses mortelles, de battements de cœur, de vertige et de chaleur dans la poitrine.

Belladona. — Convient quand l'oppression, suivie d'une toux sèche, se manifeste tonjours par accès et s'aggrave par le mouvement.

AVORTEMENT (FAUSSE COUCHE).

Définition. — C'est l'expulsion du fœtus, survenue à une époque de la grossesse où il n'est pas viable. (Depuis le commencement de la grossesse jusqu'à la fin du sixième mois). On l'appelle fausse couche, s'il a lieu spontanément; blessure, s'il est le résultat d'un accident.

L'avortement est plus fréquent dans les deux premiers

mois : les fœtus abortifs du sexe féminin sont plus nombreux.

Causes. — Santé générale et habitudes de la femme ; maladie de l'œuf, rigidité des fibres utérines, productions polypeuses, chutes, fatigues excessives, coït répété, contusions violentes.

Symptômes. — Frissons suivis de chaleur ; inappétence, nausées, lassitudes spontanées, palpitations, froid des extrémités, pâleur, abattement, sentiment de faiblesse dans le ventre. Pesanteur à l'anus, à la vulve, dans les lombes, envies fréquentes et illusoires d'uriner, flaccidité et affaissement des mamelles ; les douleurs lombaires deviennent plus vives et se propagent dans le bas ventre, séparées par de courts intervalles ; puis contractions utérines : on sent l'utérus se durcir ; d'abord écoulement sanieux, puis sanguinolent, puis sang liquide grumeleux ; le toucher fait constater que le col s'entrouvre ; dilatation augmentée par la fréquence des douleurs ; proéminence des membranes qui se déchirent ; écoulement des eaux, expulsion du fœtus et du placenta.

TRAITEMENT.

On parviendra presque toujours à empêcher l'avortement en usant des médicaments répondant aux causes qui le produisent ordinairement.

Arnica. — Si, après des efforts, une chute, un coup, une secousse quelconque, la femme éprouve des douleurs d'enfantement, et qu'il se manifeste un écoulement san-

guin ou séro-sanguinolent, quel que soit le temps qui se
soit écoulé depuis l'accident.

OPIUM. — Quand les symptômes qui annoncent l'avortement succèdent à une grande frayeur.

CHAMOMILLA. — S'il y a tranchées violentes qui portent
dans les reins, le bas-ventre, avec besoin d'aller à la
selle et d'uriner; si ces douleurs se succèdent comme
dans l'enfantement, et qu'en même temps il se manifeste
un écoulement de sang avec sortie de caillots, (surtout
à la suite d'une colère).

IPECA. — Sera indiqué par spasmes, mouvements
convulsifs des membres, écoulement de sang abondant,
toujours accompagné de douleur vive autour du nombril
et de pression sur les parties génitales. L'action de ce
médicament est remarquable dans les hémorrhagies qui
reconnaissent pour cause l'insertion du placenta sur le
col utérin.

NUX VOMICA. — Lorsque les symptômes de l'avortement se manifestent après de grandes fatigues; que la
femme a éprouvé de vives contrariétés et qu'il y a
constipation.

BELLADONA. — Dans les maux de reins comme par
brisure; douleurs pressives dans le ventre; pression sur
les parties génitales comme si tout devait sortir par en bas.

SABINA. — S'il y a écoulement abondant d'un sang noir,
tiraillement dans les reins et les aines, pincements et
mouvements dans le ventre comme par quelque chose
de vivant.

BÉGAIEMENT.

DÉFINITION. — C'est une difficulté de parler, une répétition plus ou moins prolongée, saccadée, de certains mots ou de certaines syllabes, au milieu d'inutiles efforts.

CAUSES. — Affections de l'âme, telles que la timidité, le respect, l'embarras, l'indignation, la colère, l'imitation ; certaines dispositions physiques de la langue et des parties qui concourent à la production de la voix, l'implantation vicieuse des dents sur l'arcade dentaire supérieure, le volume et l'épaisseur considérable de la langue, le relâchement de ses ligaments et la longueur de son frein, ainsi que sa brièveté, la débilité dans l'action des muscles qui servent à l'articulation ; défaut dans la puissance de coordination des diverses actions qui forment la parole. Quel que soit le dégré du bégaiement, ce vice de la prononciation frappe l'oreille la moins délicate. Le bègue ne peut parler quelques instants sans se trouver arrêté dans la prononciation de certains mots, et son embarras augmente par les efforts qu'il fait pour le surmonter. Le bégaiement a lieu surtout dans la prononciation des consonnes K. T. G. L. ; mais il s'étend aussi aux labiales, aux linguales et aux nasales. La difficulté syllabique qui arrête le bègue est souvent relative ; et c'est ainsi que, articulant facilement les articles *le, la, les,* il les joint communément aux substantifs qu'il veut prononcer.

Le bégaiement offre trois degrés. Dans le premier, on parle presque sans gêne, on s'aperçoit à peine des mouvements vicieux de la langue et des lèvres qui produisent l'hésitation. Dans le second, difficulté à prononcer ; répétition des mots. Dans le troisième, privation presque absolue de la parole, et l'homme est presque condamné au mutisme.

TRAITEMENT.

BELLADONA. — Est d'un emploi heureux dans les trois degrés.

NUX VOMICA. — Dans la difficulté de parler après une colère.

STAPHYSAGRIA. — Si le bégaiement survient à la suite d'indignation.

MERCURIUS. — Lorsque la parole est très-accélérée et balbutiante ; quand il y a mutisme presque absolu.

BLÉPHARITE.

DÉFINITION. — C'est l'inflammation des paupières. Il y a une inflammation des parties externes et une inflammation des parties internes.

SYMPTÔMES de la première. — C'est tout simplement une affection érysipélateuse qui, lorsqu'elle existe à l'état simple, sans complication, est si légère qu'elle ne demande pas de détails descriptifs.

Symptômes de la seconde. — Picotements plus ou moins vifs, sensation des poils interposés entre l'œil et les paupières ; si on soulève la paupière on aperçoit une foule de petits vaisseaux entrecroisés, tortueux, de volume variable et d'une rougeur plus ou moins intense ; mobilité de ses vaisseaux, augmentation dans la sécrétion du mucus. Ce mucus, d'un aspect clair et limpide, suinte sur le bord libre des paupières, dont il excorie la surface cutanée : quelquefois il s'accumule et forme un peloton demi-concret au grand angle de l'œil ; souvent la conjonctive boursoufflée forme un bourrelet qui constitue une des variétés du chémosis.

TRAITEMENT.

Belladona. — Si les paupières sont rouges, enflammées, que les bords soient agglutinés ou renversés ; que le malade éprouve des démangeaisons, des brûlements sous les paupières et du trouble dans la vue.

Mercurius. — Répond aux symptômes suivants : gonflement rouge des paupières qui sont couvertes de croûtes, douleurs vives empêchant de les ouvrir, élancements, photophobie, sécrétion de mucus abondant.

Euphrasia. — Quand les bords libres des paupières sont ulcérés, larmoiement.

Calcarea. — S'il y a gonflement des paupières, sécrétion abondante de chassie, douleurs d'élancements, de brûlure, surtout en fixant un objet.

BRONCHITE (RHUME).

Définition. — C'est l'inflammation de la membrane muqueuse qui tapisse les bronches.

Causes. — Vieillesse, enfance; travail de la dentition, constitution faible, froid humide, inspiration d'un air froid ou brûlant, inspiration de substances irritantes, liquides, solides ou gazeuses.

Symptômes. — Dans la bronchite intense : lassitudes spontanées, faiblesse générale, lourdeur de tête, chaleur et froid alternatifs, gorge douloureuse, coryza, toux fréquente, douleur et chaleur dans la poitrine, oppression, crachats muqueux, fièvre ; la toux est quinteuse, et pendant les quintes, douleur vive, déchirement, chaleur brûlante derrière le sternum dans la direction de la trachée-artère; face rouge et gonflée, larmoiement abondant, céphalalgie excessive, épigastre et hypocondres douloureux. Nausées, vomiturition, vomissements surtout chez les enfants; après la quinte, expectoration d'un mucus clair et écumeux, quelquefois strié de sang. Les quintes se reproduisent par l'impression du froid, par l'action de parler ou de boire ; elles sont suivies de dyspnée, d'accélération de la respiration et du pouls, de sueur et de fatigue générale. La toux est toujours sèche au début; mais elle devient bientôt humide, son clair à la percussion de la poitrine.

A l'auscultation au début : râle sonore, puis râle muqueux ; le bruit naturel de la respiration est diminué d'intensité, ou même suspendu dans quelques points à cause de l'occlusion passagère des conduits bronchiques.

TRAITEMENT.

ACONIT. — S'il y a fièvre, voix enrouée, élancements dans la poitrine, toux courte, sèche, provoquée par un chatouillement continuel dans le larynx et la poitrine, exacerbations la nuit, agitation qui empêche le sommeil.

BELLADONA. — Quand la toux est spasmodique et ne laisse pas le temps de respirer, qu'elle se manifeste le soir ou la nuit sous l'influence d'une sensation semblable à celle que ferait éprouver une barbe de plume engagée dans la gorge ; que les quintes de toux se terminent par des éternuements et s'accompagnent de douleur dans la tête, la poitrine et d'une respiration courte et précipitée.

NUX VOMICA. — Trouve sa sphère d'action lorsque la bronchite présente les symptômes suivants : toux sèche provoquée par une sensation de sécheresse et de grattement dans la gorge, toux continuelle, fatigante, ne pouvant détacher les mucosités accumulées dans le larynx, et accompagnée de souffrances de tête vives, comme si elle allait éclater, et de douleurs, de meurtrissures à l'épigastre et aux hypocondres.

PULSATILLA. — Lorsqu'il y a enrouement, toux sèche d'abord, suivie de toux grasse avec crachats épais, jaunâtres ou blanchâtres ; toux se manifestant le soir et la nuit avec envie de vomir ou même vomissement; gêne de respiration, douleurs dans les membres, changeant de place et n'occupant jamais les deux côtés à la fois; urines brûlantes.

Rhus toxicodindron.—Enrouement, toux sèche la nuit produite par un chatouillement dans les bronches; toux avec douleurs de tête, élancements dans la poitrine et dans les reins; aggravation par l'air froid et amélioration par la chaleur et le mouvement, indiquent l'emploi de ce médicament.

Chamomilla. — S'il y a toux sèche la nuit, et même pendant le sommeil, excitée par un chatouillement dans le gosier, provoquée par la colère, aggravée par la parole et accompagnée d'enrouement, de coryza, de mal de gorge, de fièvre et d'irascibilité.

Mercurius. — Est indiqué par les symptômes qui suivent : voix enrouée, toux sèche, fatigante, le soir et la nuit, même pendant le sommeil, avec élancements dans la poitrine; envie de vomir, douleur dans la tête et la poitrine, comme si les parties allaient éclater; expectoration de sang, coryza et diarrhée.

Sulfur.—S'il existe enrouement, voix rauque, sourde, grattement, âpreté, fourmillement dans le larynx, toux sèche, nocturne, accompagnée le jour d'une expectoration verdâtre, jaunâtre, fétide et souvent mêlée de sang, douleurs élançantes dans la poitrine, oppression, battements de cœur.

Ipeca.—Surtout chez les enfants, s'il y a toux spasmodique avec menace de suffocation, face rouge ou bleuâtre avec vomissement.

BRULURE.

DÉFINITION. — Lésion plus ou moins étendue d'une partie par l'action du feu ou d'un corps élevé en température.

Division : trois degrés.

Premier degré. — Vive irritation, aspect analogue à l'érysipèle par insolation.

Deuxième degré. — Phlyctènes avec ulcération superficielle semblable au vésicatoire.

Troisième degré. — Désorganisation, aspect d'un gris jaunâtre.

SYMPTÔMES. — *Premier degré :* Rougeur, tuméfaction, douleur et chaleur de la partie.

Deuxième degré : Aux autres phénomènes beaucoup plus intenses s'ajoutent des phlyctènes remplies de sérosité jaunâtre, se montrant plus ou moins longtemps après la brûlure.

Troisième degré : Escarre gangréneuse noirâtre, croûteuse, quelquefois jaunâtre et molle ; les accidents restent locaux, si la brûlure n'est pas étendue ; mais si elle est profonde, si elle a son siége sur une cavité importante, les organes intérieurs se prennent, la fièvre s'allume, et les symptômes généraux annoncent que toute l'économie prend part à l'accident.

TRAITEMENT.

ARNICA. — Répond aux trois degrés de la brûlure. On mettra une cuillerée à café de teinture de ce médicament dans huit cuillerées à bouche d'eau-de-vie ou d'esprit de vin chaud, et sur la région douloureuse on fera des lotions, puis on appliquera des compresses imbibées de cette solution.

METALLUM ALBUM, CHINA, LACHESIS, SILICEA—Seraient mis en usage, si l'on avait à redouter la gangrène, et trouvent par conséquent leur sphère d'action dans le troisième degré de la brûlure.

Pour son traitement, voir et comparer les symptômes de la gangrène.

BUBON.

DÉFINITION. — Tumeur formée par l'engorgement des glandes inguinales.

Nous ne parlons que des bubons vénériens.

On distingue les bubons en primitifs et consécutifs. On les divise aussi en bubons inflammatoires et indolents. Les premiers sont douloureux, rouges, et marchent vers une prompte terminaison. Les seconds se développent lentement, sans douleur, sans changement de couleur à la peau.

SYMPTÔMES. — Sentiment de gêne et de tension douloureuse à la région des aînes. Glandes lymphatiques tuméfiées et douloureuses, mais mobiles encore ; l'irritation gagne bientôt les glandes voisines et le tissu cellulaire voisin ; alors tumeur plus ou moins considérable, dure, adhérente, à surface rouge, offrant des douleurs pulsatives progressivement plus violentes.

Si le bubon est indolent, sensibilité fort obscure de la tumeur, les glandes qui la forment restent longtemps séparées, et la peau qui la recouvre ne change pas de couleur. Ces bubons se développent et décroissent avec une lenteur égale. On voit quelquefois des bubons indolents s'enflammer tout à coup et marcher rapidement à la suppuration.

TRAITEMENT.

MERCURIUS. — Sera toujours administré en premier lieu, lorsque le malade n'aura pas déjà fait usage de ce médicament.

NITRI ACIDUM après MERCURIUS sera d'un grand secours pour obtenir la résolution des bubons.

THUYA OCCIDENTALIS. —Mérite aussi qu'on y ait égard.

HEPAR SULFURIS. — Lorsqu'il n'est plus possible d'éviter la suppuration.

SILICEA, SULFUR, MERCURIUS, HEPAR SULFURIS.—Contre les bubons en suppuration.

CANCER.

DÉFINITION. — Affection caractérisée par sa marche progressivement envahissante, la conversion des parties voisines en un état analogue, et leur destruction consécutive.

CAUSES. — Contusions, frottements, compressions prolongées, suppression d'évacuations habituelles, retrocession d'exanthèmes, vice héréditaire.

SYMPTÔMES. — *Deux formes.* — Tissu squirrheux, tissu encéphaloïde. Les tumeurs cancéreuses peuvent ne renfermer que du tissu squirrheux, ou du tissu encéphaloïde; souvent ils sont mêlés. Ces tumeurs sont mobiles, circonscrites, rénitentes, ordinairement indolentes au début, sans altération de la peau, lorsqu'elles ne sont pas anciennes; nulle élasticité, sensation de pesanteur, accroissement très-lent; inégalités. Plus tard, douleurs lancinantes et brûlantes, ulcération survenant spontanément; surface à bords renversés, durs, laissant échapper une sérosité fétide, âcre; différentes variétés, suivant le siége et l'âge. Le cancer s'annonce quelquefois par un tubercule indolent qui s'ulcère et fait des progrès rapides, dans les organes sécréteurs; tumeurs bosselées recouvertes de varices par le progrès de la maladie; amaigrissement, teinte jaune paille des téguments. Les douleurs intolérables contribuent à l'épuisement des malades, infiltration des jambes, friabilité des os, dérangement des fonctions digestives, faiblesse progressive.

C'est avec intention que je passe sous silence le traitement du cancer en général, pour ne m'occuper que des variétés les plus communes : le cancer du sein et de l'utérus.

CANCER DU SEIN.

CHAMOMILLA. — Les tumeurs glanduleuses indurées dans les seins, la rougeur de la peau, les douleurs déchirantes et tractives augmentées par le toucher, indiquent l'emploi de ce médicament.

ARNICA. — Si la tumeur est venue à la suite d'un coup, et que les douleurs deviennent plus vives pendant la nuit.

BELLADONA. — Convient dans les élancements et les brûlements dans la tumeur, augmentant par le mouvement et le toucher, surtout si la peau qui la recouvre est d'un rouge vif.

CONIUM. — S'il y a brûlements, élancements violents qui troublent le sommeil, et quand l'affection s'est déclarée après un coup. Dans ce cas, ARNICA devra précéder l'administration de CONIUM.

METALLUM ALBUM, CARBO ANIMAL, CARBO VEGETABILIS. — Seront pris en considération dans la période avancée de cette affection.

CANCER DE L'UTERUS.

BELLADONA. — S'il y a pression douloureuse sur les parties génitales augmentée par la marche ; écoulement de sang noir, fétide, hors le temps des règles.

CHINA. — Chez la femme déjà affaiblie par les pertes fréquentes que l'on observe souvent dans cette affection.

KREOSOTUM. — Contre élancements vifs et passant comme l'éclair dans le vagin, prurit voluptueux des parties génitales, règles trop hâtives d'un sang noir, douleurs de reins suivies d'un écoulement de pus fétide.

IODIUM, METALLUM ALBUM. — Après KREOSOTUM.

CARIE.

DÉFINITION. — C'est l'ulcération des os.

CAUSES. — On les divise en externes et internes. Les premières sont une contusion violente sur la partie spongieuse d'un os, une alimentation insuffisante ou malsaine. Les secondes sont le vice scrofuleux, vénérien, scorbutique, la masturbation.

SYMPTÔMES. — Douleur profonde dans la partie qui se carie, ramollissement de l'os, facilité de faire pénétrer un stylet mousse dans sa substance, formation d'ouvertures multiples qui se remplissent de chairs fongueuses et saignantes, écoulement de sérosité roussâtre, d'une odeur infecte, surtout si la plaie est restée longtemps exposée à l'air. C'est surtout dans le tissu spongieux des os qu'on observe la carie.

TRAITEMENT.

ASA FÆTIDA. — Dans l'inflammation douloureuse des os avec ulcération, pus séreux, fétide et sanieux.

LYCOPODIUM. — Répond à la carie scrofuleuse avec ulcères fistuleux à bord rouges et luisants, pus blanchâtre et fétide.

MERCURIUS. — Contre la carie vénérienne, scrofuleuse ou scorbutique, avec pus sanieux, sanguinolent et corrosif.

PHOSPH. ACID. — Si la carie reconnaît pour cause soit la masturbation, soit une violente contusion, et quand l'ulcère sécrète un pus sale et fétide.

SILICEA. — Est indiqué lorsque la carie résulte de l'abus du mercure ou d'un vice scrofuleux, et que le pus est sanieux et rongeant.

CALCAREA. — Est aussi un médicament précieux dans la carie scrofuleuse, avec suppuration jaunâtre peu abondante et d'odeur acide.

AURUM. — La carie des os de la face et du nez, par cause vénérienne ou abus du mercure, recommande spécialement son emploi.

CARREAU.

DÉFINITION. — C'est l'affection tuberculeuse des glandes du mésentère.

CAUSES. — Mauvaise qualité de l'allaitement soit artificiel, soit naturel, nourriture indigeste, régime malsain, influence du froid humide, rétrocession des exanthèmes cutanés.

SYMPTÔMES. — Intumescence du ventre, dyspepsie, flatuosités, alternatives de diarrhée et de constipation, amaigrissement des extrémités, fonctions digestives altérées, distention de l'abdomen, urine avec dépôt, tristesse, ventre dur, offrant des inégalités, voracité ou perte d'appétit, déjections cendrées ou blanches, marasme, fièvre hectique, quelquefois ascite.

Du reste, tous les symptômes qui ont été assignés au carreau dépendent de plusieurs autres affections du ventre avec lesquelles on le confond souvent, parce qu'elles l'accompagnent ordinairement et marchent avec lui.

TRAITEMENT.

SULFUR. — Contre selles diarrhéiques qui excorient l'anus et les parties génitales, faim vorace, engorgement des glandes inguinales du cou et des aisselles, oppression, teint pâle, yeux enfoncés.

BARYTA CARB. — Les symptômes suivants indiquent

6.

l'emploi de ce médicament : engorgement des glandes du cou et du mésentère, tension du ventre qui est sensible au toucher, diarrhées claires ou mêlées de sang.

Calcarea.—S'il y a amaigrissement considérable, voracité, face creuse, faiblesse extrême, selles décolorées, diarrhée fétide, paresse.

Hepar Sulfuris.— Est indiqué par désir d'aliments acides, diarrhées constantes, blanches et fétides.

Nux vomica.—Teint terreux, constipation, amaigrissement, besoin de rester au lit, vomissement des aliments, ventre dur et gonflé, irritabilité, en indiquent l'emploi.

Posphor.—Dans la diarrhée et la toux accompagnée de faiblesse, de battements de cœur et d'oppression.

Rus Toxicod. — Trouve sa sphère d'action lorsque le malade présente l'ensemble des symptômes suivants : faiblesse, coliques, diarrhées, voracité, alternant avec manque d'appétit, engorgement des glandes du cou.

CATARACTE.

Définition. — Opacité du cristallin, de sa capsule ou de l'humeur de Morgagny.

Causes. — Vieillesse, lumière vive, insolation prolongée, vapeurs irritantes, syphilis, coups, contusion de l'œil, hérédité.

Symptômes. — Développement lent et graduel, objets

entourés d'un nuage léger, œil normal, pupille noire, bientôt légère opacité au centre de la pupille ou sur les bords, augmentant progressivement, affaiblissement de la vue ; on aperçoit deux cercles ombrés, l'un formé sur le contour de la pupille par la petite circonférence de l'iris ; l'autre, plus profond, formé par l'ombre projetée de l'iris sur la surface de la cataracte. Quand celle-ci commence par le centre, les objets sont vus de côté à une lumière peu intense, mais on ne voit rien à une lumière vive, à cause du rétrécissement de la pupille ; lorsque l'opacité n'est pas très-avancée, le malade distingue légèrement les objets placés entre l'œil et la lumière ; s'il fixe la flamme d'une bougie, elle lui paraît entourée d'une auréole qui augmente en étendue, et diminue d'intensité, à mesure qu'il s'en éloigne. L'iris est mobile à toutes les périodes. Après avoir dilaté la pupille, si on place une lumière devant l'œil, la flamme offre trois images : l'image antérieure et postérieure sont directes, tandis que la moyenne est renversée..

TRAITEMENT.

Conium macul.— Remédie à la cataracte survenue à la suite d'un coup.

Euphrasia. — Dans les mêmes circonstances que le précédent.

Pulsatilla et Phosphorus. — Lorsque le cristallin prend une couleur bleue.

Sulfur. — Contre la cataracte héréditaire.

Belladona. — Est indiquée dans la cataracte par insolation prolongée.

CATARRHE DE LA VESSIE.

Définition. — Affection caractérisée par le flux d'une humeur épaisse et glutineuse, sécrétée par la surface interne de la vessie.

Causes. — Pays humides, abus des liqueurs alcooliques, gens de lettres, cordonniers, tailleurs, vieillesse ; changement brusque de température du chaud au froid; usage de boissons à la glace, le corps étant en sueur, abus de diurétiques, rétention prolongée des urines, présence d'une pierre dans la vessie.

Symptômes. — Fièvre, malaise, lassitudes spontanées, douleurs plus ou moins vives dans la région vésicale, s'étendant souvent jusqu'au gland, chaleur interne, tension de la région des hypocondres, pesanteur au périnée, horripilations, frissons, besoins fréquents d'uriner, urine lactescente, fauve ou orangée ; souvent elle contient du sang : refroidie dans un vase, elle offre une odeur ammoniacale; elle ne tarde pas à devenir acide. Elle se sépare en deux portions, par le refroidissement; l'une glutineuse gagne le fond du vase, l'autre surnage. L'humeur muqueuse diminue quand la maladie augmente d'acuité; cette humeur a de l'analogie avec le blanc d'œuf.

TRAITEMENT.

Dulcamara. — Si le catarrhe vésical est dû à l'habitation dans des lieux humides et lorsque les urines sont troubles, sédimenteuses et fétides.

Nux vomica. — Chez les personnes qui font usage de liqueurs alcooliques et mènent une vie sédentaire.

Pulsatilla. — Lorsque le malade éprouve des besoins pressants d'uriner, des douleurs brûlantes pendant l'émission des urines, qui deviennent sanguinolentes, sédimenteuses et purulentes.

Sulfur. — Dans le catarrhe vésical rebelle aux médicaments ci-dessus; si les urines sont mêlées de sang et de mucosités épaisses.

CAUCHEMAR.

Définition. — C'est un mode de délire qui n'éclate et n'existe que pendant le sommeil. La personne affectée de cauchemar rêve qu'elle s'est endormie sur le bord d'un précipice, que le feu a pris à son lit, que les voleurs se sont introduits dans son appartement, elle ne peut ni fuir, ni bouger, ni crier; perplexité cruelle en vue de l'imminence du danger et de l'inutilité des efforts pour fuir; sueur profuse sur le visage et les membres; réveil après quelques secondes.

Quelquefois on éprouve à la région épigastrique ou

précordiale, un sentiment de pesanteur, de suffocation, dont la cause est inconnue ; on croit voir un chat, un singe, un chien s'élancer sur la poitrine ou se glisser sous le lit et sous les couvertures, puis s'asseoir sur la région du cœur et de l'estomac ; alors cris, efforts pour crier, mouvements convulsifs, pouls accéléré, souffrances inexprimables.

Sur les enfants ces ébranlements nocturnes laissent dans le cerveau des traces funestes et provoquent l'épilepsie. L'hystérie chez les jeunes filles reconnaît souvent le cauchemar pour cause.

Cause. — Excès de veilles, lecture de contes fantastiques dans l'enfance, émotions vives, violents chagrins ; un sommeil complet devient alors très-difficile, le cerveau est assiégé la nuit par des milliers d'hallucinations.

TRAITEMENT.

Aconit. — Réussit dans le cauchemar accompagné de congestion de sang à la poitrine et à la tête, de battements de cœur, d'agitation, de gêne de la respiration.

Opium. — Lorsque le sommeil est profond, qu'il y a ronflement, bouche ouverte, sueur froide à la face et agitation convulsive des membres.

Silicea. — Est indiqué par les symptômes suivants : visions effrayantes, rêves anxieux, fantastiques, tressaillements du corps, cris, réveils en sursaut.

Sulfur. — Si les symptômes précédents sont accompagnés de délire, de gémissements et de somnambulisme.

CÉPHALALGIE.

On donne ce nom à la sensation de la douleur qui se montre dans le crâne.

CAUSES. — Études forcées, accès de colère, chute ou contre-coup, refroidissement, susceptibilité nerveuse, sexe féminin, veilles opiniâtres, sensations trop vives, insolations, boissons alcooliques, inspiration de la vapeur du charbon, odeur de la térébenthine, manque de soins de propreté, application intempestive d'eau froide ou de substances répercussives et âcres, dérangement de la menstruation, pression d'un corset serré.

SYMPTÔMES — Si la douleur de tête est vive, les malades se plaignent de chaleur, tension, serrement des tempes, d'élancements, de déchirements ; on dirait que la tête éclate, qu'on enfonce dans le cerveau des pointes acérées : certains malades entendent des sifflements ou détonations ; quelquefois la tête est douloureuse à la pression ; en touchant même les cheveux on augmente la souffrance. La douleur peut occuper toute la surface du crâne ou seulement une partie. Somnolence, abattement, agitation, incohérence des idées, insomnie opiniâtre ou assoupissement interrompu par des rêves, indifférence, tristesse, aucun travail possible, recherche du repos, de la solitude et de l'obscurité, irritabilité excessive de l'ouie et de la vue, yeux pesants, douloureux, éblouissements, vertiges, tintements et bourdonnements d'oreilles, fatigue, malaise, frissons, face avinée, injectée, peau du crâne chaude et plus ou moins rouge, battements des artères temporales, gonflement des veines de la tête et du cou, soif, perte d'appétit, dégoût des aliments, nausées, vomissements, chaleur sèche de la peau.

TRAITEMENT.

Aconit. — Répond aux symptômes suivants : élancements, battements dans la tête, pesanteur, plénitude au front, congestion de sang à la tête, visage et yeux rouges, pouls plein et fréquent, le mouvement et la parole augmentant les douleurs.

Belladona. — Convient lorsqu'il y a étourdissements, stupeur, pression violente dans la tête, sensation comme si la tête allait éclater, élancements comme par des couteaux, battement des artères temporales et de toute la tête.

Ipeca, Antimonium crudum. — Dans la céphalalgie par suite d'indigestion.

Nux vomica. — S'il y a douleur lancinante, brûlante, grande pesanteur de la tête ; en remuant les yeux, sensation de meurtrissure dans le cerveau, constipation, caractère irascible.

Pulsatilla. — Contre douleurs élançantes, tiraillements, battements, sensation de brisure dans le cerveau, déchirements, bourdonnements dans les oreilles, battements de cœur, douleurs dans les membres. (Amélioration au grand air.)

CALCAREA.—Combat les douleurs pressives, battantes, semi-latérales accompagnées de sensation de froid dans la tête. (Amélioration par le repos.)

COFFEA. — S'il y a douleur comme si un clou était enfoncé dans un côté de la tête, douleurs qui sont insupportables et portent le malade à crier, à s'agiter.

SEPIA. — Dans les douleurs élançantes, surtout le matin, et accompagnées de nausées et de vomissements ; souvent les douleurs ne sont que semi-latérales.

SULFUR.— Contre douleurs pressives, soit semi-latérales, soit au front, empêchant d'ouvrir les yeux, aggravation le matin et la nuit, ainsi que par les occupations d'esprit et le grand air; sensibilité du cuir chevelu.

CHANCRES SYPHILITIQUES.

DÉFINITION; — Ulcérations produites par le virus vénérien. On les distingue en primitifs, s'ils se montrent immédiatement après un coït impur; en consécutifs, quand ils arrivent longtemps après.

Les chancres primitifs apparaissent toujours sur la partie contagiée, ordinairement du troisième au sixième jour.

Les chancres consécutifs paraissent plus ou moins loin de la partie qui avait été le siége des phénomènes primitifs et ne se déclarent que plusieurs semaines ou plusieurs mois après la guérison des premiers. Les chancres débutent ordinairement par de petites taches rouges avec démangeaison ; puis le centre s'élève, devient vésiculeux, transparent, et il s'en échappe une sérosité roussâtre et corrosive ; bientôt ce bouton se creuse à son sommet, les bords deviennent durs, et de cette ulcération suinte une matière fétide. Quelquefois la partie est profondément ulcérée et rongée sans avoir été précédée d'aucune sensibilité.

Que les chancres soient primitifs ou consécutifs, la surface ulcérée est toujours d'une couleur grise blanchâtre, bords élevés, taillés à pic, rougeur foncée du pourtour.

TRAITEMENT.

MERCURIUS CORROSIVUS.— Est le médicament qui dans la plupart des cas suffira pour guérir les chancres syphilitiques, primitifs et consécutifs.

MERCURIUS VIVUS.—En cas d'insuffisance du précédent.

HÉPAR SULFURIS.— Sera parfois nécessaire après MERCURIUS.

NITRI ACIDUM, secondé de THUYA. —Si en même temps que les chancres il existe des végétations.

METALLUM ALBUM. — Si les chancres sont saignants et prennent une teinte noirâtre.

CHLOROSE (PALES COULEURS).

DÉFINITION. — Maladie caractérisée par la décoloration de la peau, avec faiblesse générale, dépravation des fonctions digestives, ordinairement liée à l'aménorrhée.

CAUSES. — Défaut des règles, inertie des organes génitaux, tempérament lymphatique, influence du froid et de l'humidité, aliments indigestes ou peu nutritifs, affections morales tristes, amour contrarié.

SYMPTÔMES. — Pâleur excessive, bouffissure de la face, décoloration des lèvres, lividité et tuméfaction des paupières, peau sèche, terne, plombée, chairs flasques, pieds œdémaciés, appétit diminué, anorexie, désir d'aliments sapides ou de substances impropres à l'alimentation, palpitations continuelles, bruits variés dans les vaisseaux du cou, tantôt comme le roucoulement de la tourterelle, tantôt comme un bruit de diable. Pour bien l'entendre, il faut appliquer le stéthoscope au-dessus de la partie interne de la clavicule, à la région précordiale ; les battements sont aussi plus étendus et plus clairs qu'à l'état normal. Gêne de la respiration, lassitudes spontanées, répulsion pour tous les exercices, attrait de la solitude, soupirs, larmes involontaires ; si la menstruation a lieu, ses périodes deviennent irrégulières, et le sang pâle et séreux ; puis survient de la cardialgie, des syncopes, de la tension et de la douleur abdominales, prélude d'affections organiques.

TRAITEMENT.

PULSATILLA. — Est le médicament qui répond le mieux à l'ensemble des troubles chlorotiques et sera toujours indiqué par les symptômes suivants : pâleur de la face, flaccidité des muscles, humeur pleureuse, nausées, étourdissements, battement de cœur, oppression, douleurs errantes dans les membres, ne se manifestant jamais que d'un côté à la fois. Alternative de bien et de mal, exacerbation de toutes les souffrances le soir ; amélioration par la promenade au grand air.

SULFUR. — Sera administré dans les mêmes circonstances que PULSATILLA, en cas d'insuffisance de cette dernière, et, au besoin, on l'alternera avec elle.

FERRUM. — L'emporte sur les précédents dans la période avancée de la chlorose ; et lorsque ce médicament aura cessé d'être utile, on retournera avec avantage à PULSATILLA et SULFUR.

CHINA. — Est utile quand la chlorose a succédé à des pertes de sang ou d'humeurs.

IGNATIA et CONIUM MACULATUM. — Seront indiqués dans la chlorose causée par un amour contrarié.

SEPIA, COCCULUS, LYCOPODIUM. — Méritent qu'on y ait égard.

CHOLÉRINE.

DÉFINITION. — C'est l'ensemble des symptômes prodromiques du choléra.

CAUSES. — Aliments indigestes, refroidissement, boissons glacées, excès de toute espèce, émotions morales vives, séjour dans des lieux malsains, encombrement.

SYMPTÔMES. — Dérangement des voies digestives, perte complète de l'appétit, soif vive, langue blanche, faiblesse musculaire, anéantissement des forces, douleurs abdominales, borborygmes incessants, selles diarrhéiques, floconneuses, analogues à de l'eau de riz, vomissements de même nature, perte du sommeil, sueurs, dépression du pouls, frissons irréguliers, crampes dans les membres plus ou moins douloureuses, angoisses, douleurs à l'épigastre, chaleur diminuée.

TRAITEMENT.

IPECA. — Si, après la prise d'aliments indigestes, il y a langue chargée d'un enduit blanc ou jaune, diarrhée, nausées continuelles, vomissements avec malaise indicible dans l'estomac.

VERATRUM. — Quand il y a diarrhée et vomissement avec froid, borborygmes, faiblesse, sueur froide à la face, crampes dans les membres, dépression du pouls, douleur à l'épigastre, anxiété, insomnie.

SECALE CORNUTUM. — Si, aux symptômes qui indiquent VERATRUM, il se joint des mouvements nerveux.

PHOSPHOR. ACID. — Lorsqu'il y a borborygmes, diarrhée aqueuse ou verdâtre, lassitude, langue chargée, tête douloureuse, soif.

PHOSPHOR. — Après ce dernier, au besoin, et dans les mêmes circonstances.

7.

CHOLÉRA.

DÉFINITION. — Maladie caractérisée par des vomissements et un flux considérable de matières aqueuses, la
suppression des urines, un trouble profond de l'inner-
vation.

CAUSES. — Souvent inconnues, aliments indigestes,
boissons glacées, excès, émotions morales vives, encombrement, habitation malsaine.

SYMPTÔMES. — Langue blanche, froide, appétit nul ,
soif dévorante, éructations continuelles, vomissements
convulsifs, matières vomies floconneuses, analogues à
la décoction de riz, selles fréquentes, souvent involontaires, ayant la même coloration que les matières du
vomissement , ventre rétracté, douleurs violentes à
l'épigastre, sensation d'une ceinture très-douloureuse,
coliques très-aiguës, pouls fréquent, filiforme, disparaissant tout-à-fait, sang épais, poisseux, respiration
laborieuse, interrompue de gémissements plaintifs et
de hoquets incessants, oppression, étouffement, angoisses, voix faible et cassée, haleine froide et nauséabonde, urines supprimées, la cornée se sèche et se flé-
trit, intelligence conservée, quelquefois délire, convulsions, souvent vertiges, tintements, bourdonnements,
crampes, face hippocratique, yeux caves, globe oculaire
porté en haut, lividité de la face, des lèvres, des ongles,
qui sont cyanosés, amaigrissement rapide, peau flasque.

TRAITEMENT.

CAMPHORA.— Au début de la maladie, lorsqu'il y a faiblesse et froid général, crampes, absence de vomissements et de diarrhée.

IPECA. — Si le vomissement est plus fréquent que la
diarrhée.

VERATRUM. — Médicament principal indiqué par les
symptômes suivants : évacuations violentes par le haut
et le bas de matières floconneuses analogues à la décoction de riz, frigidité du corps, grande faiblesse,
crampes dans les jambes, coliques, face pâle, yeux cernés, pouls faible et à peine perceptible.

METALLUM ALBUM.— Si, aux symptômes précédents, se
joint ardeur vive à l'épigastre, dans le larynx et le
ventre, avec grande oppression, soif ardente, faiblesse
extrême, agitation continuelle, anxiété, peur de la mort,
cris, voix voilée.

CUPRUM. — Quand les symptômes du choléra sont accompagnés de mouvements convulsifs des extrémités.

CARBO VEGETABILIS.— Dans la dernière période, s'il y
a grande faiblesse, haleine froide, absence totale du
pouls, sueurs froides à la face.

LAUROCERASUS. — Dans le choléra foudroyant, avec
cyanose, menace d'asphyxie.

VERATRUM et CUPRUM.— Tous les jours, alternés, pendant la durée de l'épidémie. (*Moyen préservatif.*)

CHORÉE (DANSE DE SAINT-GUY).

Définition. — Affection convulsive, caractérisée par des contractions involontaires et désordonnées du système musculaire.

Causes. — Enfance, filles, tempérament nerveux, frayeur, émotion vive, masturbation, accès de colère, vives contrariétés, suppression des règles, perte abondante de sang.

Symptômes. — Au début, quelques mouvements involontaires de la face et des membres, gagnant insensiblement la plus grande partie du système musculaire, d'abord quelques convulsions légères de la face, faux pas dans la marche, les malades laissent tomber, sans pouvoir les retenir, les objets saisis. Bientôt agitation des muscles, des membres, mouvements bizarres, la marche est difficile, les mains sont incapables de servir à quelque usage, mastication gênée, agitation continuelle, augmentée par les regards d'une autre personne, sensibilité générale émoussée ; les mouvements choréiques se suspendent souvent pendant le sommeil, parole embarrassée, cris bizarres et involontaires, affaiblissement de l'intelligence.

TRAITEMENT.

Belladona. — Chez les personnes d'un tempérament

lymphatique ou sanguin, présentant les symptômes suivants : sensation de formication avant les mouvements convulsifs des membres, étourdissements, nuages devant la vue.

STRAMONIUM. — Contre mélancolie, abaissement des facultés morales, fourmillement et roideur des membres, mouvements spasmodiques et convulsifs de ces derniers, de la tête, des muscles, de la face et des yeux, mouvements tellement précipités que le malade, pour changer de place, courre, malgré lui, avec une rapidité extrême.

NUX VOMICA. — Lorsque le malade éprouve des tressaillements convulsifs des membres et des muscles, que le mouvement et la moindre émotion renouvellent les accès. Les troubles digestifs, la constipation, l'oppression, l'amaigrissement, l'irritabilité en indiquent aussi l'emploi.

SECALE CORNUTUM. — Dans la chorée avec convulsions, mouvements désordonnés, ridicules, figure grimaçante, danses étranges, oppression pendant les accès.

COLIQUES.

DÉFINITION. — Ce sont des douleurs plus ou moins vives dans le ventre, et présentant quelquefois la forme d'accès.

CAUSES. — Développement de gaz dans le tube digestif, vers, squirrhe, amas de matières fécales, inflammation du tube digestif, ingestion de substances âcres, irritantes, vénéneuses, plomb, cuivre.

SYMPTÔMES. — Douleur tantôt limitée, tantôt occupant tout le ventre, mobile ou comme une barre de fer, pesanteur très-pénible, quelquefois élancements, pulsations violentes ou sensation de cuisson, de brûlure, d'érosion, de déchirure, alternatives de rémission et d'exaspération, diarrhée ou constipation. Cette dernière existe dans l'étranglement, la colique de plomb, les coliques néphrétiques, hépatiques, utérines ; il y a diarrhée presque dans toutes les autres. Quelquefois ventre tendu, ballonné, d'autres fois rétracté et revenu sur lui-même. Diminution ou exaspération des douleurs par la pression ; matité ou résonnance du ventre. Soif vive ou nulle, inappétence, fréquence du pouls, qui est filiforme, peau froide, sèche, ou couverte de sueurs visqueuses.

LA COLIQUE DE PLOMB est due à des émanations saturnines introduites dans l'économie animale par la déglutition, la respiration, l'absorption cutanée.

SYMPTÔMES. — Douleurs obscures de l'abdomen, excrétion des matières fécales, difficile, douloureuse, suivie de constipation opiniâtre, de tranchée vers la région ombilicale, de nausées et de vomissements, rétraction de l'abdomen, langue jaunâtre, saveur métallique, amère, faiblesse de la vue et de l'ouïe, déglutition et respiration difficiles, douleurs vagues, tremblements, paralysie, teint jaunâtre, convulsions des membres thoraciques.

TRAITEMENT.

COLOCYNTHIS. – S'il y a douleurs très-violentes, continues, à la région ombilicale, ne cessant que pour revenir avec plus de violence, sensation de griffement, tranchées, élancements avec cris ; le malade se tord, comme un ver, se presse le ventre pour chercher du soulagement, symptômes qui souvent sont accompagnés de crampes dans les membres.

NUX VOMICA. — Contre douleurs pressives, pesanteur au rectum, constipation, contraction, pincement, compression des plus vives sur le ventre et l'estomac, tension des côtés, douleur aiguë sur la vessie et le rectum, aggravation par le mouvement.

CHAMOMILLA. — Est indiqué par douleurs déchirantes avec agitation, vomissements, incarcération de flatuosités qui se déplacent et semblent vouloir sortir par l'anneau inguinal, tension, gonflement, plénitude du ventre et de l'estomac, borborygmes.

BELLADONA. — Si le ventre pendant la douleur est sillonné de tumeur oblongue, s'il y a griffement, pincement, traction comme si les intestins allaient sortir par le bas, rougeur du visage, veines gonflées, aggravation des douleurs par le mouvement.

PULSATILLA. — Contre élancements aigus dans le ventre avec battements au creux de l'estomac, ballonnement et douleur de meurtrissure, borborygmes, aggravation par le repos, amélioration par le mouvement, frissons accompagnant les douleurs.

IGNATIA. — Chez les femmes nerveuses et sensibles dont les coliques viennent pendant le sommeil avec élancements dans les côtés.

MERCURIUS. — S'il y a élancements, douleurs violentes avec sentiment de traction, tension et ballonnement du ventre, salivation, aggravation la nuit.

CINA. — Lorsque les coliques sont causées par des vers.

TRAITEMENT DE LA COLIQUE DE PLOMB.

OPIUM et BELLADONA. — Sont les principaux médicaments à opposer à cette affection, mais souvent on sera obligé d'avoir recours à PLATINA et ALUMINA.

CONGESTION CÉRÉBRALE (COUP DE SANG).

DÉFINITION. — Apparition ordinairement subite de divers troubles fonctionnels, cérébraux, résultant de la présence d'une quantité exagérée de sang dans les centres nerveux encéphaliques.

CAUSES. — Travaux de l'esprit, grandes secousses morales, fortes émotions, boissons alcooliques, alimentation trop abondante, tumeurs ganglionnaires, cessation d'un flux habituel.

SYMPTÔMES. — Étourdissements, éblouissements, tintements d'oreilles, embarras momentané de la parole, fourmillements dans les membres, vacillation momentanée, intelligence obtuse, tendance au sommeil, quelquefois perte subite de connaissance. Paralysie, contractions ou mouvements convulsifs de la face ou des membres, intelligence nulle ou conservée avec ou sans délire, pouls fort ou modérément fréquent, face rouge. respiration embarrassée.

TRAITEMENT.

ACONIT. — S'il y a étourdissements en se baissant, scintillement devant les yeux, évanouissement, battements de cœur, bourdonnements, tintements d'oreilles, face et yeux rouges, douleurs violentes, élancements vifs dans la tête.

BELLADONA. — Contre élancements, brûlements dans la tête aggravés par le mouvement, le bruit et la lumière; obscurcissement de la vue, bourdonnements d'oreilles, somnolence, délire, perte de connaissance.

NUX VOMICA. — Quand il y a sensation de vacillement du cerveau en marchant, éblouissements bourdonnements d'oreilles, étourdissements, perte de connaissance, pesanteur de la tête, endolorissement du cuir chevelu.

CONJONCTIVITE.

(INFLAMMATION DE LA CONJONCTIVE OCULAIRE).

CAUSES. — Refroidissement subit, travaux de cabinet prolongés, exposition à une vive lumière, séjour dans des lieux humides, excès de table.

SYMPTÔMES. — Démangeaison entre l'œil et les paupières, rougeur de la conjonctive, apparition de petits vaisseaux entrecroisés, mobiles.

Secrétion muqueuse, tantôt claire, limpide, transparente ; tantôt trouble et se concrétant facilement. Dans le premier cas, il survient un eczéma sur la joue ; dans le second, le produit de la sécrétion est arrêté par les cils, et pendant le sommeil se colle sur le bord libre des paupières ; au réveil, paupières collées entre elles, douleurs cuisantes, exaspérées par le moindre mouvement des paupières ; sensation de petits graviers entre l'œil et ses voiles membraneux. Quand la conjonctivite acquiert un haut degré d'intensité, la conjonctive offre une couleur vineuse, violacée ; le segment antérieur du globe oculaire présente une surface fongueuse et livide, et un pointillé remarquable ; la conjonctive est épaissie, boursoufflée, et forme autour de la cornée un relief plus ou moins considérable. Alors fièvre, sécheresse de la peau, céphalalgie, dérangement des fonctions digestives.

TRAITEMENT.

Aconit. — Dans la conjonctivite accompagnée de fièvre.

Belladona. — S'il y a douleurs pressives, aggravées
en remuant les yeux.

Sulfur. — Quand il y a pression, comme par du sable ;
brûlement et cuisson, en fermant les yeux.

Mercurius. — Est indiqué par douleur incisive, prurit,
sensibilité excessive des yeux à la lumière, larmoiement abondant le soir.

Hepar sulfuris. — Contre douleur d'excoriation ou de
meurtrissure, au toucher, douleur excitée en remuant
les yeux, agglutination des paupières la nuit.

CONSTIPATION.

Définition. — C'est l'état d'un individu dont les évacuations alvines sont rares, et les matières fécales dures
et laborieusement excrétées.

La constipation tient souvent de la constitution ; le
tempérament lymphatique y prédispose le moins. Elle
est due surtout à une vie sédentaire, à l'usage d'aliments
échauffants, de vins généreux, de liqueurs alcooliques.

Quand la rétention des matières fécales dans le rectum se prolonge beaucoup, elle peut avoir des conséquences graves. D'abord diminution de l'appétit, augmentation de volume et de sonoréité du ventre, borborygmes, douleurs lombaires, sentiment de tension et de pesanteur vers l'anus, efforts pour aller à la selle, puis douleur gravative à la tête, rougeur passagère ou habituelle de la face, inaptitude aux travaux de l'intelligence, étourdissements, somnolence. Dans la fosse iliaque droite, tumeurs arrondies ou cylindriques dues à la présence de matières fécales ; si la constipation dure depuis quelque temps, il survient des épreintes, un météorisme considérable, des urines rouges, et enfin des vomissements. L'haleine est fétide, les extrémités froides, la peau sèche, hoquets, abattements, insensibilité du pouls, délire.

La constipation prédispose aux hémorroïdes, aux pertes utérines, aux flueurs blanches, au catarrhe vésical.

TRAITEMENT.

Nux vomica. — Sera indiqué par état sédentaire des personnes usant de boissons alcooliques ; manque d'appétit, faiblesse d'estomac, coliques, mal de tête, paresse, irritabilité, envie inutile d'aller à la selle.

Bryonia. —Si la constipation est accompagnée d'irascibilité, de mal de tête.

Opium. — Est indiqué dans la constipation de longue

durée, avec sensation particulière, comme si l'anus était fermé.

PLATINA. — Quand le malade fait des efforts inutiles pour aller à la selle, qu'il existe du ténesme et des four-millements à l'anus.

LACHESIS. — Répond à la constipation, lorsqu'il existe en même temps des flatuosités incarcérées et de l'op-pression sur l'estomac.

CONTUSIONS.

DÉFINITION. — C'est l'effet d'une pression plus ou moins forte, sans solution de continuité.

Les petits vaisseaux sous-cutanés sont déchirés ; il y a extravasation de sang veineux dans le tissu cellulaire, qui, offrant l'aspect d'une tache noire, prend le nom d'ec-chymose. Il peut y avoir lésoin des nerfs, des muscles, des os et des cartilages, désordre plus ou moins consi-dérable, douleur, irritation, gonflement. La contusion des muscles rend les mouvements douloureux et même impossibles ; la contusion des os peut amener la carie et la nécrôse, celle des nerfs, la paralysie.

La contusion médiocre produit une ecchymose qui disparaît peu à peu ; dont la résolution s'annonce par le changement de couleur de la peau qui revient à son état normal.

TRAITEMENT.

ARNICA. — Sera administré avec succès contre les lésions des parties molles. Les coups, les chutes, les accidents de toute sorte, seront toujours modifiés d'une façon remarquable par ce médicament. On devra l'administrer à la dose de deux gouttes par cuillerée d'eau ; appliquer sur la région malade des compresses imprégnées de cette solution et en prendre une cuillerée à café toutes les quatre, huit ou douze heures, selon la gravité de l'accident. — Les médicaments ci-dessous devront suivre l'administration d'ARNICA, selon leur spécialité d'action sur les organes lésés.

CONIUM, IODIUM. — Contre les lésions des glandes.

SYMPHIT, CALENDULA, PHOSPHOR. ACID. — Contre les lésions des os.

RHUS, RUTA. — Contre celle des ligaments et des capsules articulaires.

OPIUM. — Contre celle des nerfs.

CONVULSIONS DES ENFANTS.

CAUSES. — Produit d'une maladie du cerveau, d'une inflammation du tube digestif, ou de la présence de vers dans le canal intestinal, les convulsions peuvent être simplement nerveuses. Des aliments de difficile digestion peuvent aussi les produire.

SYMPTÔMES. — Anéantissement moral, contraction et raideur des membres thoraciques et abdominaux, mouvements désordonnés, tremblements de diverses parties du corps, lèvres serrées, traits altérés, yeux renversés en haut sous les paupières supérieures, légère salivation ; on voit quelquefois l'accès convulsif se répéter plusieurs fois le jour ; plusieurs fois même dans une heure, la fixité du regard, un air étonné, l'immobilité, des soupirs profonds annoncent l'invasion de l'accès.

TRAITEMENT.

STANNUM.—Réussira souvent à arrêter les convulsions occasionnées par la présence de vers dans le canal intestinal.

CINA et MERCURIUS. — Également contre les convulsions vermineuses, après STANNUM, en cas d'insuffisance de ce dernier.

BELLADONA, ACONIT, IGNATIA. — Si les convulsions se manifestent à la suite d'une peur.

NUX VOMICA et CHAMOMILLA. — Quand les convulsions se sont développées à la suite de violentes colères.

KREOSOTA.—Répond aux convulsions qui surviennent pendant la dentition.

BELLADONA et CHAMOMILLA.—Seront aussi quelquefois utiles dans les mêmes circonstances que le précédent.

COQUELUCHE.

DÉFINITION. — C'est une maladie contagieuse, caractérisée par une toux convulsive, revenant par quintes, dans lesquelles plusieurs mouvements rapides d'expiration bruyante sont suivies d'une inspiration lente, pénible et sonore.

CAUSES. — Peu connues. Elle se montre dans toutes les saisons, sous toutes les latitudes, fréquente chez les enfants, depuis la naissance jusqu'à la seconde dentition. Elle est épidémique, on la voit envahir des hameaux, des villes, des contrées entières.

SYMPTÔMES. — *Première période.* Frissons vagues, tristesse, abattement, assoupissement, yeux rouges, larmoiement, éternuement, bouffissure de la face, toux sèche et sonore, revenant par quintes, fièvre, sommeil troublé, perte de l'appétit.

Deuxième période. — Quintes plus longues, plus rapprochées, plus fréquentes pendant la nuit, vomissements provoqués par les secousses de la toux ; partie antérieure de la poitrine douloureuse ; chatouillement incommode au larynx, accélération des mouvements d'expiration et d'inspiration qui s'exécutent d'une manière irrégulière et incomplète. On voit le malade s'accrocher aux personnes ou aux corps environnants pour y trouver un appui, pendant la nuit éveil en sursaut ; alors secousses rapides de toux, inspiration impossible ; la suffocation paraît imminente, face gonflée et violette, les yeux larmoyants sortent des orbites, battements violents des artères temporales, distension des veines du cou, injection des vaisseaux capillaires, sueur froide sur la tête, le cou et les épaules, quelquefois sur tout le corps, excrétion involontaire des urines et des matières fécales. Une inspiration longue et sifflante termine la quinte ; de plus, expectoration d'un liquide glaireux, filant et incolore ; pas de murmure respiratoire pendant les quintes.

Troisième période. — Déclin, quintes plus rares, moins longues et moins intenses, expulsion de crachats verdâtres ; quelquefois une recrudescence se montre ; mais, en général, le retour des accès n'est que passager.

TRAITEMENT.

Avec l'un des médicaments qu suivent on parvient souvent à arrêter cette affection dès son début.

Aconit. — Sera administré, si la toux est sèche, sifflante, accompagnée de fièvre et de douleur dans le larynx.

Dulcamara. — Quand la toux est grasse et survenue à la suite d'un refroidissement humide.

Nux vomica. — Dans la toux sèche, accompagnée ou suivie de vomissements avec menace de suffocation, face rouge ou bleuâtre.

Ipeca — Sera indiqué dans la toux grasse, avec accumulation de mucosités dans la poitrine, lorsque les quintes sont violentes et assez fréquentes pour faire craindre la suffocation.

Belladona. — Si le malade présente des symptômes cérébraux ou nerveux, avec toux sèche, précédée de pleurs et de sensation pénible à la région de l'estomac.

Cina.—Dans les périodes avancées de la coqueluche. Si l'enfant devient entièrement raide pendant les quintes, et qu'on soupçonne qu'il ait des vers.

Drosera. — Lorsque la maladie se manifeste avec le développement de tous les symptômes graves, tels que vomissements, saignements par le nez et la bouche, etc.

Veratrum. — Dans les mêmes circonstances que le médicament précédent; mais surtout, si l'enfant est déjà maigre et très-affaibli, et que pendant les quintes l'émission des urines soit involontaire.

Carbo vegetabilis. — Dans la période de déclin, ou si l'enfant est porteur d'une affection de la peau, ou du cuir chevelu.

CORYZA (RHUME DE CERVEAU).

Inflammation catarrhale de la membrane muqueuse qui tapisse les fosses nasales.

Causes. — Impression du froid ; refroidissement partiel des pieds, de la tête ; fièvres exanthématiques, surtout la rougeole, introductions dans les fosses nasales des vapeurs irritantes, ou de poudres ; présence d'un corps étranger dans le nez, contusion de cet organe.

SYMPTÔMES. — Sentiment incommode de sécheresse, de plénitude et de gonflement dans les fosses nasales, inspiration gênée, rougeur humide des yeux dont les mouvements sont raides, nasonnement de la voix, diminution ou perte du goût et de l'odorat, chaleur prurigineuse dans les fosses nasales, pesanteur au front, éternuments répétés, besoin continuel de se moucher, rougeur de la membrane muqueuse qui est aussi tuméfiée. Si l'inflammation est intense, la rougeur, le gonflement se propagent aux parties extérieures, sur le nez et les joues. Écoulement d'une matière aqueuse abondante, chaude, âcre, excoriant les parties qu'elle touche ; plus tard, cette matière devient jaunâtre, verdâtre, opaque, fétide, malaise général, si l'inflammation est étendue et intense, fièvre avec exacerbation, frissons dans l'intervalle, céphalalgie vive, insomnie, inappétence, douleurs contusives dans les membres.

TRAITEMENT.

MERCURIUS. — Lorsqu'il y a éternument, écoulement de mucosités séreuses fétides, gonflement et rougeur du nez, douleurs dans la tête.

HEPAR SULFURIS, après MERCURIUS, devenu insuffisant, si le nez est douloureux et comme meurtri au toucher, et si le coryza n'occupe qu'une seule narine.

LACHESIS.—Dans les mêmes circonstances que le précédent, mais surtout s'il y a écoulement très-abondant de mucosités séreuses.

METALLUM ALBUM.— Contre le coryza ordinaire avec obturation du nez et écoulement de mucosités séreuses causant un brûlement extérieur et intérieur.

NUX VOMICA.—Dans le coryza sec avec obturation du nez, souffrance de la tête, courbature générale.

PULSATILLA.—Dans la manifestation morbide avec sécrétion d'un mucus épais, fétide, jaunâtre ou verdâtre, perte de l'odorat, tête pesante, aggravation le soir.

COXALGIE.

DÉFINITION. — C'est une affection de l'articulation coxo-fémorale dont les caractères anatomiques et physiologiques se rapprochent de ceux des tumeurs blanches des autres articulations.

CAUSES. — Chute sur le grand trochanter, sur les genoux, sur le pied, écartement violent des cuisses, exercice de la danse répété, vice scrofuleux, rhumatismal, suppression de la transpiration cutanée, maladies éruptives.

SYMPTÔMES. — 1re *Période* : Douleur dans la hanche

d'abord sourde et profonde, offrant des intervalles de rémission ; elle augmente sans cesse, se fait sentir tantôt au-dessus, tantôt au-dessous, tantôt au niveau de l'articulation ; souvent au pli de l'aine, la pression et les mouvements l'exaspèrent. Quelquefois à peine sensible à la hanche, elle se fait sentir au genou, ou dans toute la longueur du membre ; le gonflement se manifeste rarement. Souvent rétraction des fléchisseurs de la jambe, raideur, allongement de la cuisse, claudication.

2e *Période.* Bientôt l'allongement est remplacé par le raccourcissement ; pieds et genoux tournés en dedans, grand trochanter porté en haut et en avant ; formation de pus dans l'articulation et les parties voisines, foyer purulent, tuméfaction œdémateuse, diminution des douleurs, fluctuation.

Aconit. — Sera le médicament par lequel on devra toujours commencer pour combattre les symptômes fébriles.

Mercurius. — Est le second médicament de la première période et sera surtout indiqué s'il y a claudication, douleurs vives et lancinantes dans l'articulation coxo-fémorale.

Pulsatilla, Sulfur. — Viendront, en cas de besoin, seconder l'action du remède précédent.

Hepar sulfuris, Silicea, Mercurius, Natrum muriaticum. — Trouvent leur sphère d'action dans la deuxième période de la coxalgie.

9

CROUP.

On lui reconnaît trois périodes distinctes.

1re *Période*. — Légers frissons, fièvre, mal de gorge,
douleurs aux parties antérieures du cou, gonflemént
plus ou moins considérable des ganglions sous-maxillaires, rougeur manifeste, avec plus ou moins de gonflement des amygdales, petites plaques blanches sur les
tonsilles, le voile du palais, la luette.

2e *Période*. — Petite toux sèche revenant par quintes
très-courtes, à des intervalles plus ou moins rapprochés, et s'accompagnant dès le début d'aphonie et de
signes de suffocation ; ces symptômes prenant bientôt
plus d'intensité, la toux devient rauque, sourde, sèche
et comme étouffée par une inspiration brusque et profonde. Chaque secousse de toux est suivie d'une inspiration courte, sèche et sifflante ; la quinte de toux détermine le plus souvent de la douleur au larynx, à la
trachée-artère et à la partie antérieure du sternum.
Anxiété extrême dès le début, le malade semble saisi
d'un sentiment de suffocation, la voix est éteinte, le malade est presque complétement aphone, et le timbre de
la voix a quelque chose de métallique comme la toux ;
fréquence de la respiration et du pouls, teinte violacée
des lèvres, bouffissure, pâleur et lividité de la face ; somnolence, tristesse ; les quintes de toux sont quelquefois

suivies de vomissements de matières muqueuses et de lambeaux membraneux. Après les vomissements spontanés, la gêne de la respiration diminue momentanément, l'abattement cesse et le malade revient pour un temps plus ou moins court à sa gaîté naturelle ; mais il garde le silence et redoute de parler à cause de la gêne qu'il éprouve.

3ᵉ *Période*. — Caractérisée par l'accroissement de tous les symptômes : aphonie presque complète, quintes de toux rares et absolument sèches, sifflement laryngo-trachéal très-sec, métallique et sonore, se faisant entendre à une très-longue distance, inspirations très-accélérées, contraction convulsive de tous les muscles qui concourent à la respiration, pouls et respiration très-fréquents, face pâle, lèvres violettes, tête renversée en arrière, assoupissement presque continuel, interrompu seulement par les angoisses de la suffocation qui sont presque toujours provoquées par la toux. Le malade porte la main à la partie antérieure du cou comme pour arracher quelque chose qui l'étouffe. D'autres fois, il s'élance hors de son lit comme pour chercher l'air qui lui manque, et retombe pour succomber dans une crise de suffocation.

TRAITEMENT.

ACONIT. — Répond à la première période et suffira souvent seul pour triompher de cette grave affection, s'il est administré dès le début.

HEPAR SULFURIS. — Est au contraire le médicament qui couvre le mieux les symptômes de la deuxième période, surtout quand la toux, devenue humide, s'accompagne d'un râle muqueux.

SPONGIA TOSTA. — Sera donné dans la troisième période caractérisée par quintes de toux rauque, creuse, résonnante, aphonie, sifflement laryngo-trachéal, respiration lente, bruyante, sifflante, accès de suffocation avec renversement de la tête en arrière.

TARTARUS EMETICUS. — Se trouve indiqué après SPONGIA TOSTA contre quintes de toux avec accès de suffocation, toux creuse avec vomissement, toux avec râle muqueux provenant d'accumulation de mucosités dans les bronches.

MOSCHUS. — Si, malgré l'usage des médicaments ci-dessus, le mal fait des progrès, et surtout si l'état du malade est caractérisé par accès de suffocation, défaillance, faiblesse excessive.

CYANOSE (MALADIE BLEUE).

DÉFINITION. — Coloration bleue des tissus.

CAUSES. — Vices naturels ou accidentels, persistance du trou de botal ou du canal artériel; communication des oreillettes du cœur.

SYMPTÔMES. — Peau colorée en bleu, même coloration

des lèvres, des narines, des paupières supérieures, de l'oreille, des mains et des pieds; peau violette, bleuâtre, noirâtre ou pourpre; la marche, les efforts, les émotions rendent la teinte plus foncée, le repos la diminue et la fait même disparaître; gencives noires, saignantes, respiration difficile et accélérée; la percussion fait quelquefois reconnaître l'augmentation du volume du cœur; l'auscultation fait entendre un bruit de râpe et de soufflet, quelquefois un frémissement cataire; palpitations, faiblesse, irrégularité, intermittence du pouls, distension des jugulaires, hémorragies fréquentes, céphalalgie, sensibilité au froid, somnolence habituelle, tendance au repos.

TRAITEMENT.

IPECA. — Lorsque la respiration est très-gênée.

DIGITALIS. — S'il y a palpitations, irrégularité, intermittence du pouls.

OPIUM. — Dans la somnolence constante.

VERATRUM. — S'il y a froid général, grande faiblesse.

ARNICA. — Contre le saignement de nez fréquent.

CYSTITE.

DÉFINITION. — C'est l'inflammation de la vessie.

CAUSES. — Plaies pénétrantes du bas-ventre, cathétérisme long et douloureux, coups, chutes sur l'hypogastre; accouchement laborieux, diurétiques énergiques, cantharides, suppression d'une hémorragie habituelle, calculs vésicaux.

SYMPTÔMES. — Sensibilité vive de l'hypogastre, douleurs aiguës à la moindre pression sur cette partie ou même sur tout le ventre, douleurs en urinant et fréquents besoins d'uriner; l'urine sort goutte à goutte après de violents efforts, saillie de la vessie au-dessus du pubis, ventre volumineux; la plus légère couverture est insupportable; sueur abondante exhalant l'odeur de l'urine; envies incessantes d'aller à la selle, prurit douloureux dans le méat urinaire; la sortie de quelques gouttes d'urine réveille la cuisson et une espèce d'ardeur avec élancement; souvent les efforts pour uriner sont impuissants; tristesse et désespoir des malades, fièvre intense. Quand l'inflammation diminue, le cours de l'urine se rétablit peu à peu; mais si les phénomènes inflammatoires augmentent, la fièvre s'exaspère, le pouls, d'une petitesse extrême, devient plus fréquent, la langue est aride, fuligineuse, la soif inextinguible, hoquet continuel, violents efforts de vomissements, froid des extrémités; pronostic plus ou moins grave suivant l'intensité des phénomènes inflammatoires.

TRAITEMENT.

ACONIT. — S'il y a fièvre intense, urine fréquente, rare, rouge foncé ou même sanguinolente.

Cantharis. Convient dans la cystite caractérisée par des envies fréquentes et pressantes d'uriner, l'émission goutte à goutte des urines accompagnée de brûlement violent dans le canal de l'urètre.

Nux vomica. — Dans la cystite provenant de l'abus des boissons alcooliques.

Cannabis. — Quand le malade est dans l'impossibilité d'uriner.

Dulcamara. — S'il y a envie fréquente d'uriner, dépôt muqueux dans les urines.

Pulsatilla et **Sulfur.** — Répondent aux urines brûlantes et mêlées de sang.

Camphora. — Quand la cystite provient de l'action des cantharides.

DARTRES.

Définition. — Affection du tissu réticulaire de la peau, à marche chronique, se déplaçant facilement, se communiquant par hérédité et par contact.

Symptômes. — Boutons pustuleux, ou vésiculeux, réunis par groupes, entourés d'une auréole rouge, prurit ontinu, suintement d'humeur ichoreuse. Du reste, il aut admettre plusieurs variétés.

1° Dartre furfuracée, caracterisée par des boutons trèsetits, et changeant en une poussière farineuse fournie e minces écailles.

2° Dartre squammeuse, caractérisée par un prurit insupportable et la transsudation d'une humeur excessivement âcre.

3° Dartre rongeante, avec petits ulcères laissant suinter une humeur corrosive, démangeaison incommode, douleur lancinante.

4° Dartre pustuleuse, caractérisée par des pustules discrètes, ou confluentes, remplies de sérosité limpide, se terminant par des croûtes.

5ᵉ Dartre phlycténoïde, caractérisée par des boutons enflammés, desséminés avec fièvre, se desséchant et passant à la desquammation.

TRAITEMENT.

METALLUM ALBUM, KREOSOTA, SULFUR. — Seront opposés aux dartres furfuracées.

CLEMATIS, PHOSPHORUS. — Aux dartres squammeuses.

METALLUM ALBUM, GRAPHITES, SEPIA. — Aux dartres rongeantes.

SULFUR, RHUS, THUYA, MERCUR. — Aux dartres pustuleuses.

RHUS et SULFUR. — Aux dartres phlycténoïdes.

DÉLIRIUM TRÉMENS.

DÉFINITION. — C'est un délire caractérisé par l

désordre des fonctions intellectuelles, le tremblement des membres, le défaut de sommeil.

C'est une maladie de tous les pays, mais fréquente dans les grandes villes, en France, en Amérique, en Angleterre, en Pologne.

CAUSES. — Abus des liqueurs alcooliques.

SYMPTÔMES. — Trouble de l'intelligence et des sens, emportement furieux ; le malade frappe et renverse tout ce qui lui fait obstacle, les mouvements sont lésés ; ni précision, ni équilibre possible ; voix tremblante ; la langue s'échappe convulsivement de la bouche ; lèvres en mouvement continuel, progression mal assurée. Agitation des mains, absence du sommeil complète ou incomplète ; délire violent, assiégé par des hallucinations, mobilité et agitations incessantes, accablement pénible, rêves bizarres, impressions fantastiques, cris, accélération du pouls, chaleur de la peau, sueur à la face, commissure des lèvres fuligineuses, langue sèche, soif, altération de la physionomie.

TRAITEMENT.

NUX VOMICA. — Est le remède principal, et sera donné toutes les fois que le malade présentera les symptômes suivants : marche mal assurée, agitation des mains, tremblement de tout le corps, langue sèche, soif, face jaune, altération de la physionomie.

METALLUM ALBUM. — Sera administré après et dans les

mêmes circonstances que Nux vomica, surtout s'il y a face bouffie, peau froide, livide, lipothymie, insomnie, jactation, réveil en sursaut avec frayeur.

Opium. — Pourra au besoin seconder l'action des deux médicaments précédents.

Coffea. — Peut aussi être utile pour calmer la surexcitation nerveuse et remédier à l'insomnie.

DENTITION.

. Les maladies causées par l'éruption des dents sont : le ptyalisme, le gonflement du bord alvéolaire, l'inflammation des gencives, les éruptions cutanées, les convulsions, les ophthalmies, les inflammations des organes digestifs et respiratoires.

TRAITEMENT.

Mercurius. — Est le médicament préservatif de tous les accidents de la dentition. Il répond spécialement aux symptômes suivants : ptyalisme, gonflement du bord alvéolaire, inflammation des gencives, aphthes, éruptions cutanées.

Belladona. — S'il y a ophthalmie, symptômes cérébraux, convulsion, affection des organes respiratoires, toux, oppression.

Chamomilla. — Sera aussi d'un grand secours contre la toux, les spasmes nerveux, l'agitation.

Coffea. — Corrigera l'insomnie et la fièvre.

Nux vomica.—Régularisera les fonctions digestives et fera cesser la constipation.

Kreosota. — Spécialement indiqué contre les éruptions cutanées.

DESCENTE DE LA MATRICE.

Trois degrés :

1° Degré abaissement ;

2° Degré chute ;

3° Degré précipitation de la matrice.

Causes. — Laxité des ligaments, flueurs blanches, accouchements multiples, chute sur l'hypogastre, efforts violents, travaux pénibles, fardeaux pesants.

Symptômes. — On reconnaît l'abaissement à un sentiment de pesanteur dans le vagin. Le museau de tanche est rencontré plus bas qu'à l'état normal.

Dans le second degré, la matrice se montre à l'entrée de la vulve, gêne de la défécation, et de l'émission des urines, tiraillements à la région des lombes.

Dans le troisième degré, tiraillements très-douloureux ; la matrice se montre à nu, formation d'excoriations ; on voit entre les cuisses une tumeur oblongue dont l'extrémité inférieure présente le museau de tanche qui, aux époques menstruelles, laisse échapper le sang des règles.

TRAITEMENT.

NUX VOMICA. — Sera administré dans les deux premiers degrés.

AURUM et ANGUSTURA. — Dans le troisième degré, secondé de NUX VOMICA, CALCAREA et SEPIA, ces trois derniers alternativement.

DIABÈTE SUCRÉ.

DÉFINITION. — Maladie caractérisée par la présence dans l'urine d'une quantité plus ou moins considérable de sucre de fécule.

CAUSES. — Affaiblissement général, habitation froide et humide, alimentation malsaine.

SYMPTÔMES. — Envies fréquentes d'uriner, soif modérée, sentiments de chaleur et de froid alternatifs se communiquant du ventre à la vessie, débilité, abattement sans fièvre, nulle douleur dans la région des reins et de la vessie; l'urine devient de plus en plus abondante, limpide, inodore, insipide, sans sédiment; la soif augmente. Le malade maigrit insensiblement et se dessèche, chaleur intérieure, mordicante, peau sèche et rugueuse, appétit insatiable, besoin presque continuel d'uriner, urine blanchâtre, douce, sirupeuse, laissant déposer un sédiment grisâtre, troubles de la digestion, rapports acides, soif inextinguible, fièvre continue, faiblesse profonde, tuméfaction du ventre, petitesse extrême du pouls, marasme, consomption.

TRAITEMENT.

MATRUM MURIATICUM. — S'il y a appétit immodéré, face jaunâtre, urine abondante et dont la fréquence empêche le sommeil, constipation, amaigrissement excessif, pesanteur et embarras de la tête, relâchement de toutes les forces, brisement des membres, manque de chaleur vitale, tristesse, mélancolie.

LEDUM PALUSTRE. — Contre endolorissement des membres des articulations, comme s'ils étaient meurtris, raideur douloureuse dans le dos et les lombes, émission fréquente et abondante d'urine limpide, même la nuit, humeur chagrine, absence d'appétit, soif vive, désir d'eau froide.

VERATRUM. — S'il y a urine fréquente et abondante, quelquefois involontaire ; avec faim et soif ardente, envie de vomir, coliques, constipation, faiblesse extrême, pouls petit, manque de chaleur vitale.

CARBO ANIMALIS. — S'il y a constipation, selles dures noueuses, sueurs faciles et affaiblissantes.

DIARRHÉE

DÉVOIEMENT, COURS DE VENTRE.

DÉFINITION. — Maladie caractérisée par des selles fréquentes, liquides, abondantes, avec ou sans coliques.

CAUSES. — Aliments, boissons de mauvaise qualité, flux bilieux, émotions vives, air chaud, humide, corrompu, chagrins, fatigues, privations, vêtements mouillés sur le corps.

SYMPTÔMES. — Il y a des différences notables relativement à la fréquence, à la liquidité et à l'abondance des déjections; l'écoulement a quelquefois lieu d'une manière continue; la matière des selles est d'un vert foncé, tantôt jaunâtre et d'autrefois noire; la diarrhée peut être aqueuse ou séreuse. En général, sentiment vague de faiblesse et d'abattement, frissons erratiques, peau sèche, pouls intermittent.

La faiblesse augmente en proportion de la répétition des selles, il survient des crampes, la physionomie s'altère, le ventre se ballonne. Amaigrissement rapide; le marasme est bientôt porté à l'extrême.

TRAITEMENT.

DULCAMARA. — Dans la diarrhée qui survient à la suite d'un refroidissement, avec selles muqueuses, vertes ou jaunes, d'odeur aigre, précédées de coliques, suivies de grande faiblesse, évacuations nocturnes, soif, nausées.

CHAMOMILLA. — Contre diarrhée aqueuse de couleur jaune, verte, d'odeur d'œufs pourris avec pincement dans le ventre, vomissements bilieux ; quand à ces symptômes il se joint de l'agitation, des cris (chez les enfants).

MERCURIUS. – Si les selles muqueuses de couleur verdâtre sont accompagnées de tranchées, démangeaisons à l'anus, ténesmes, frissons, sueurs et grande fatigue.

PULSATILLA. — Dans les selles vertes, bilieuses, évacuées la nuit avec coliques.

CHINA. — Si les selles sont liquides, brunâtres, jaunâtres, de matières peu digérées et accompagnées de borborygmes et de grande faiblesse.

IPECA. — S'il y a diarrhée aqueuse, jaunâtre, envie de vomir, vomissements jaunes ou verts, faiblesse, disposition au froid.

METALLUM ALBUM, VERATRUM. — Dans le même cas qu'IPECA ; la diarrhée accompagnée de vomissements et de crampes.

RHABARBARUM. — Contre les diarrhées d'odeur acide, les selles liquides, fréquentes avec coliques, faiblesse. (Cris et jactation chez les enfants.)

SULFUR. — Diarrhées avec coliques, ténesme, selles muqueuses, putrides, surtout la nuit, amaigrissement.

PHOSPHOR. et PHOSPHOR. ACID. — Si la diarrhée est chronique, sans douleur et de matière peu digérée.

DYSSENTERIE.

DÉFINITION. — C'est une phlegmasie spéciale d'une ou des trois tuniques des gros intestins, se manifestant par des déjections sanguinolentes.

CAUSES. — Aliments de mauvaise qualité, fruits verts, pain préparé avec des grains corrompus, viandes à demi putréfiées, eaux stagnantes et bourbeuses, usage de raisin vert, abus des drastiques, des liqueurs alcooliques, des vins mal fermentés, émanations putrides, impression du froid humide, habitations dans des lieux bas et marécageux, fatigues excessives, marches forcées, nostalgie.

SYMPTÔMES. — Douleurs abdominales modérément intenses, peu augmentées par la pression, se concentrant vers l'anus, efforts fréquents, souvent inutiles, toujours douloureux pour aller à la selle, chaleur, cuisson à l'anus, quelquefois chute du rectum, selles nombreuses de matières d'abord stercorales et muqueuses, mais bientôt composées d'un mucus sanguinolent, et mêlé à des concrétions membraneuses ; l'irritation se propage quelquefois à la vessie, et alors besoin continuel et douloureux d'uriner. La face est pâle, malaise, découragement, insomnie, inappétence, petitesse du pouls, sensibilité au froid extérieur, tels sont les symptômes de la forme légère de la dyssenterie. La forme grave de cette affection est caractérisée par les phénomènes suivants : fièvre ardente, douleurs de ventre excessivement aiguës, efforts incessants, évacuations répétées, quelquefois jusqu'à deux cents fois en vingt-quatre heures. Les matières séreuses sont rougeâtres ou noires et fétides. Altération profonde de la physionomie, abattement considérable, soif inextinguible, respiration petite, accélérée, pouls fréquent et faible, peau sèche et rugueuse.

TRAITEMENT.

ACONIT. — Au début pour calmer les symptômes inflammatoires.

ALOE. — S'il y a diarrhée abondante, défaillance, coliques très-violentes, ténesme, selles sanguinolentes.

MERCURIUS. — Quand il y a selles muqueuses avec tranchées, ténesme, violents efforts ne faisant évacuer que du sang pur ou mêlé à des matières verdâtres, cuisson à l'anus.

IPECA. — S'il y a ténesme, coliques, évacuations de matières bilieuses, puis muqueuses et sanguinolentes, vomissements.

COLOCYNTHIS. — Contre diarrhée sanguinolente avec coliques crampoïdes, agitation, ballonnement du ventre.

PULSATILLA. — Dans la diarrhée avec coliques et évacuations de mucosités striées de sang, envie de vomir, vomissements, frissons, pleurs.

Nux vomica. — Contre évacuations de mucosités sanguinolentes avec coliques violentes, odeur putride des selles, chez les personnes usant de boissons alcooliques.

Metallum album. — Dans la dyssenterie intense, s'il y a altération profonde des traits, faiblesse extrême, soif vive, pouls fréquent et faible, selles putrides, brûlement à l'anus.

Carbo vegetabilis. — Après Metallum album dans les mêmes circonstances que ce dernier.

ÉCLAMPSIE.

Définition. — Affection, apanage de la grossesse caractérisée par une série d'accès convulsifs.

Causes. — Grossesse et travail de l'enfantement, pléthore, d'istension excessive de l'utérus, dystocie, contrariétés, chagrins, défaut d'exercice, émotion vive.

Symptômes. — Céphalalgie plus ou moins circonscrite, agitation, impatience, gêne de la respiration, hallucinations, trouble des sens, fourmillements, picotements dans les membres ; puis survient l'attaque convulsive. Violentes convulsions des muscles de la face, du tronc et des membres, lividité et gonflement de la face, respiration stertoreuse, quelquefois suspendue, cyanose, veines jugulaires gonflées, écume à la bouche, insensibilité, perte de connaissance, petitesse du pouls, contraction violente de la matrice. L'attaque se compose de plusieurs accès convulsifs; chacun d'eux se termine par la disparition graduelle des accidents. Les premiers accès sont sans violence et de courte durée; dans l'intervalle, la connaissance revient d'une manière plus ou moins complète; mais à mesure qu'ils se reproduisent, les moments de lucidité deviennent plus courts; alors coma profond que peut seul rompre l'apparition de nouveaux mouvements convulsifs.

TRAITEMENT.

BELLADONA. — S'il y a tressaillements des membres, convulsions avec cris, délire, perte de connaissance, respiration gênée, face bouffie, rouge ou livide, battement des carotides et des artères temporales, sommeil profond.

STRAMONIUM. — Dans les mêmes circonstances que le précédent, mais surtout quand les accès se renouvellent par le contact ou à la vue d'objets brillants ou éclairés.

OPIUM. — Si l'éclampsie s'est déclarée à la suite d'une frayeur ou d'une joie subite, s'il y a accès de suffocation, sommeil profond et comateux, face rouge foncé, chaude et bouffie, yeux fixes à moitié fermés.

LAUROCERASUS. — Quand l'éclampsie prend subitement, suivie d'accès fréquents, sans retour de connaissance.

ACONIT. — Quand cette affection causée par une contrariété, existe avec pouls plein, dur et fréquent, peau
chaude et sèche.

NUX VOMICA. — Lorsque l'éclampsie se déclare sous l'influence d'une vive contrariété chez une femme de tempérament vif, colérique, et qu'elle débute par un tremblement général des membres.

ECZÉMA.

DÉFINITION. — Inflammation des follicules de la peau.
Le siége de cette affection se montre au derme chevelu,
aux oreilles, aux aisselles, au scrotum, à la vulve, à la
partie interne des cuisses.

SYMPTÔMES. — Petites vésicules agglomérées, suivies
d'excoriations avec exhalation séreuse, roussâtre, abondante.

Trois formes d'eczéma : 1° simple ; 2° rouge ; 3° impétigineux.

1re *Espèce*. — Formation de vésicules sans inflammation, remplies de sérosité limpide ; elles se rompent ou
sont déchirées par le frottement, petite croûte jaunâtre se
détachant, et remplacée par un point rose entouré d'un
cercle blanchâtre.

2e *Espèce*. — Inflammation prononcée, avant l'éruption, peau chaude, luisante, rouge ; puis se montrent

des vésicules confluentes qui deviennent laiteuses ; le liquide devient roussâtre, âcre ; formation de croûtes qui tombent bientôt ; écoulement d'humeurs roussâtres de la peau tuméfiée ; formation de fausses membranes molles qui se détachent facilement.

3° *Espèce.* — Chaleur, tension, douleur considérable, élancements insupportables, sérosité promptement purulente, devenant ichoreuse et fétide. Formation de croûtes verdâtres qui ne tardent pas à se détacher. Cercle rouge, tuméfié autour des vésicules, gonflement des ganglions lymphatiques.

TRAITEMENT.

RANUNCULUS BULBOSUS, METALLUM ALBUM. — Conviennent dans l'eczéma simple.

RHUS TOXICODENDRON. —Contre l'eczéma rouge ou inflammatoire, lorsque l'éruption occupe les parties velues, scrotum, cuir chevelu.

MERCURIUS. — Dans l'eczéma impétigineux occupant surtout la vulve, les parties internes des cuisses.

HEPAR SULFURIS, AURUM. — Dans la même forme que MERCURIUS, si l'affection provient de l'abus de ce médicament.

EMBARRAS GASTRIQUE.

DÉFINITION. — C'est un état particulier de l'estomac,

caractérisé par la perte de l'appétit, et un enduit qui recouvre la langue.

CAUSES. — Ecarts de régime, excès de boissons, usage d'aliments gras et épicés, constipation prolongée, changement brusque de température, froid humide, émotion morale.

SYMPTÔMES. — Sentiment de malaise, pesanteur à la région épigastrique, perte de l'appétit, dégoût des aliments, enduit jaunâtre de la langue, céphalalgie frontale, accablement, teinte jaunâtre de la conjonctive, des ailes du nez, du pourtour des lèvres ; haleine désagréable, éructation aigre, diarrhée ou constipation, urine foncée ; furoncles, herpès aux lèvres.

Tels sont les symptômes de l'embarras gastrique bilieux.

Il y a une autre espèce d'embarras gastrique appelé muqueux, caractérisé par une pesanteur de tête, un enduit muqueux, blanchâtre, de la langue ; la bouche pâteuse, l'acidité de l'haleine, le ptyalisme, l'inappétence, des nausées, des vomituritions, la pâleur de l'urine.

TRAITEMENT.

IPECA. — Dans l'embarras gastrique survenu à la suite d'une indigestion et caractérisé par langue chargée de mucosités épaisses, jaunâtres ; dégoût de tous les aliments, envie de vomir, vomissement, céphalalgie frontale, accablement.

Nux vomica. — Chez les personnes abusant de boissons alcooliques, ou habituellement constipées. S'il y a langue sèche, teinte jaunâtre de la conjonctive, des ailes du nez, du pourtour des lèvres ; haleine désagréable, éructations, pesanteur à la région épigastrique ; constipation, urines foncées, herpès aux lèvres.

Mercurius. — Contre l'embarras gastrique avec langue chargée d'un enduit jaunâtre, goût putride, nausées, vomissements bilieux, sensibilité de l'épigastre.

Pulsatilla. — S'il y a langue chargée de mucosités blanchâtres, goût pâteux ou amer ; répugnance pour la graisse et la viande, inappétence, régurgitation des aliments ; nausées et envie de vomir insupportable, vomissements des aliments ou de matières muqueuses, diarrhées, frissons, humeur pleureuse.

Belladona. — Contre langue chargée d'un enduit épais blanchâtre, aversion pour les boissons, surexcitation nerveuse, douleurs de tête vives.

EMPHYSÈME PULMONAIRE

Définition. — Maladie caractérisée par la dilatation des cellules pulmonaires, ou par une infiltration d'air dans le tissu cellulaire interlobulaire,

Causes. — Efforts violents, obstacles mécaniques, catarrhe pulmonaire sec.

SYMPTÔMES. — Difficulté incessante de la respiration, progrès lents, oppression augmentée par des causes morales, le refroidissement, un excès ; dans ces cas, dyspnée excessive, suffocation imminente ; les parois de la poitrine se déforment ; il se développe des saillies anormales. Résonnance exagérée au niveau de ces saillies et dans toute leur étendue, faiblesse du bruit respiratoire avec râle sibilant et sonore ; douleurs vives se faisant sentir sur divers points de la poitrine, toux constante, mais rarement continue ; crachats mousseux ou opaques et peu aérés. A une époque plus avancée, œdème des extrémités, palpitations.

TRAITEMENT.

METALLUM ALBUM. — Contre toux fatigante, surtout le soir, après le coucher ; grande gêne de la respiration, accès de suffocation, lassitude, faiblesse, enrouement, exacerbation la nuit et après le repas.

PHOSPHORUS. — Convient dans la gêne considérable de la respiration, se manifestant surtout le soir et pendant le mouvement, accompagnée de constriction crampoïde de la poitrine ; toux courte avec expectoration, tantôt salée, tantôt douceâtre ou sanguinolente. Élancements, plénitude, tension et congestion de sang à la poitrine.

SULFUR. — Dans l'étouffement, la respiration sifflante, l'accès de suffocation, surtout la nuit, avec brûlement dans la poitrine ; toux suffocante accompagnée de vomissements et d'expectoration muqueuse.

ENCÉPHALITE.

DÉFINITION. — Inflammation des centres nerveux craniens.

CAUSES. — Travaux intellectuels, insolation, abus des spiritueux, contusion, fractures, plaies, carie des os du crâne.

SYMPTÔMES. — *1re Période.* — Mouvements convulsifs, contraction, soubressauts des tendons, exaltation de la sensibilité jusqu'à la douleur.

2e Période. — Résolution musculaire, paralysie, insensibilité d'un, de plusieurs ou de tous les membres. Éblouissements, bourdonnements, tintements d'oreille au début ; puis engourdissement des organes des sens.

Du côté de l'intelligence — rêvasseries et délire, puis assoupissement et idiotisme plus ou moins complet, céphalalgie circonscrite où diffuse, évacuations involontaires ou nulles, fièvre, troubles de la respiration.

TRAITEMENT.

BELLADONA. — Est le médicament principal de l'encéphalite ; il suffira souvent, à lui seul, pour arrêter la marche de cette grave affection, surtout dans l'enfance. Il est indiqué lorsque le malade présente des signes d'exaltation, de délire, qu'il ne peut supporter ni le bruit ni la lumière, ou que, plongé dans un sommeil profond, son visage est rouge, sa tête brûlante et douloureuse.

ACONIT. —Lorsque la fièvre est intense, le sujet pléthorique ; mais il ne faut pas insister sur son usage, *Belladona* devra lui succéder.

BRYONIA. — Le malade éprouvant des frissons, des douleurs brûlantes, élançantes dans la tête avec somnolence, délire, cris, sursauts.

OPIUM. — Est indiqué dans l'engourdissement des organes des sens, les étourdissements, le sommeil comateux avec ronflement.

RHUS. — Quand l'encéphalite s'est manifestée après la disparition d'un érysipèle, en cas d'insuffisance, *Belladona* lui succédera.

STRAMONIUM. — Contre la somnolence avec gémissements, cris, frayeur, délire, fixité du regard et envie de s'enfuir.

ENGORGEMENT DU SEIN (POIL).

DÉFINITION. — C'est le résultat de l'inflammation de la mamelle ou de la sécrétion laiteuse.

CAUSES. — Impression du froid sur le sein d'une femme nouvellement accouchée, compression, coups, contusions, chutes.

SYMPTÔMES. — Ils sont différents selon que l'engor

gement est laiteux ou l'effet de l'inflammation. Dans le premier cas : gonflement des mamelles, qui sont tendues, parcourues par des cordes noueuses, s'irradiant jusqu'aux aisselles ; gêne des mouvements du bras, douleurs vives dans les seins qui sont d'une dureté excessive. — Mamelles arrondies, si le tissu cellulaire seul est affecté ; elles sont inégales et bosselées, si la glande mammaire est enflammée, quoique chaude et excessivement sensible à la pression. La région du sein est colorée et rouge, quelquefois elle paraît plus pâle qu'à l'état normal. L'engorgement du sein chez les nouvelles accouchées, à la fin de la grossesse, et chez les nourrices, tient souvent à la rétention du lait, qui se concrète dans les conduits galactophores.

TRAITEMENT.

ARNICA. — Quand l'inflammation survient à la suite d'un coup.

CONIUM. — Après *Arnica* et en cas d'insuffisance de ce dernier.

BELLADONA. — Si à la suite d'un refroidissement il y a seins durs et gonflés, élancements vifs, rougeur érysipélateuse de la peau.

BRYONIA. — Répond à l'engorgement des seins par rétention du lait, à la fin de la grossesse, pendant l'allaitement ou lors du sevrage, s'il y a gonflement et dureté des seins accompagnés d'élancements de douleurs tensives et de fièvre.

Pulsatilla. — Est indiqué dans les mêmes circonstances que le précédent

Hepar sulfuris phosphorus. — Si les médicaments ci-dessus ont été impuissants à résoudre l'inflammation et que la suppuration est devenue inévitable.

Silicea. — Servira à tarir le foyer purulent.

ENTÉRITE.

Définition. — C'est l'inflammation des tuniques des intestins.

Causes. — Mauvaise alimentation, aliments irritants, alcooliques, purgatifs drastiques, action des poisons, froid ou chaleur prolongée, écarts de régime dans la convalescence, répercussion d'exanthèmes cutanés.

Symptômes. — Malaise précurseur, abdomen douloureux, gonflé, inappétence, frissons irréguliers, bouffées de chaleur alternant avec du refroidissement, coliques, surtout vers la région ombilicale, diarrhée, météorisme et borborygmes, déjections mêlées de sang, de bile et d'aliments non digérés, peau sèche, aride, langue rouge aux bords et à la pointe, soif ardente, étourdissement, céphalalgie intense, pouls petit, irrégulier, fièvre vive et continue, anxiété, insomnie, rêvasseries pénibles, respiration fréquente, constipation si l'affection se borne aux intestins grêles ; diarrhée muqueuse, bilieuse, séreuse, sanguinolente. Quand l'inflammation se propage aux gros intestins, les selles sont mêlées de fragments de fausses membranes semblables à des raclures de parchemin. Abattement général ; état adynamique, quelquefois stupeur, délire, mouvements convulsifs.

ACONIT. — Est le remède spécifique qui souvent guérira à lui seul cette affection.

BELLADONA. — Répond à l'inflammation légère des intestins, caractérisée par des douleurs d'excoriation dans le ventre, et de la sensibilité des téguments au toucher.

CHAMOMILLA. — Lorsqu'aux symptômes inflammatoires succèdent des selles diarrhéiques, liquides, verdâtres ou blanchâtres, très-douloureuses.

METALLUM ALBUM. — Dans l'entérite intense, caractérisée par les symptômes suivants : selles putrides, muqueuses, bilieuses ou sanguinolentes, grande faiblesse, adynamie, pouls fréquent et faible.

MERCURIUS. — Trouve aussi sa place dans l'inflammation intestinale avec selles de matières non digérées ou bilieuses, verdâtres, avec tranchées, tenesme.

ÉPILEPSIE.

MAL CADUC, HAUT MAL.

DÉFINITION. — Affection apyrétique, caractérisée par des convulsions générales et partielles, la perte de l'intelligence et l'insensibilité générale.

11.

CAUSES. — Compression du cerveau, frayeur soudaine, abus des plaisirs de l'amour, excès de table, colère, chagrins profonds, masturbation, développement de tumeurs sur la tête.

SYMPTÔMES. — 1re *Période*. – Perte subite de connaissance; yeux largement ouverts, la face est tirée d'un côté, et la bouche portée vers l'oreille, doigts serrés, raideur des muscles du cou, gonflement des jugulaires, turgescencé violacée de la face, dont les muscles se contractent convulsivement, écume à la bouche, membres supérieurs vivement convulsés, les pouces s'enfoncent dans la paume des mains, immobilité de la poitrine, respiration entrecoupée, menace de suffocation.

2e *Période*. — Relâchement des muscles, pâleur de la face, la respiration redevient facile, air d'hébétude, retour de l'intelligence et des sensations, brisement général.

On voit quelquefois l'attaque précédée de l'aura-epileptica, sensation particulière qui, d'une partie du corps, monte vers le cerveau et détermine les phénomènes dont nous venons de parler.

TRAITEMENT.

BELLADONA. – Chez les enfants à la suite d'une frayeur. s'il y a perte subite et complète de connaissance.

CICUTA VIROSA. —Contre perte subite de connaissance,

vec cris, convulsions, salivation écumeuse, souffrances bdominales précédées de pâleur de la face.

CUPRUM. — S'il y a perte de connaissance, salivation, étouffement, urines involontaires, face et yeux rouges, accès éloignés et se manifestant à l'époque menstruelle.

CALCAREA. — Contre l'épilepsie développée sous l'influence de la masturbation ou de l'abus des plaisirs de l'amour.

SULFUR. — Appelé à seconder l'action de CALCAREA, sera alterné avec le dernier dans l'épilepsie ancienne.

ARGENTUM. — Dans l'épilepsie chronique ; ce médicament éloignera presque toujours les accès, lorsqu'il ne parviendra pas à les arrêter complètement.

ÉPISTAXIS (SAIGNEMENT DE NEZ).

CAUSES. — Maladie chronique ; lésion du tissu même de la pituitaire, polypes, pléthore, diathèse scorbutique, suppression du flux hémorrhoïdal ou menstruel.

SYMPTÔMES. — Cette hémorrhagie s'annonce quelquefois par le refroidissement des pieds et des mains, par de la tension, du prurit, de la chaleur dans les fosses nasales, de la céphalalgie, des vertiges, des éblouissements, gonflement de la face, rougeur des yeux, battement des artères temporales et carotides, pesanteur de tête.

Le saignement de nez, qui tient à un état de pléthore,

se répète à des époques irrégulières ; quant à sa durée, il varie depuis quelques semaines jusqu'à plusieurs heures ; il est continu, ou se montre par intervalles plus ou moins rapproché.

Aconit. — A la suite d'un grand échauffement et surtout chez les personnes sanguines ayant de fréquents vertiges et ressentant des pulsations, des battements, de la plénitude dans la tête.

Arnica. — Après une chute, une contusion, si l'épistaxis est précédée de fourmillement dans le nez.

Cina. — Chez les enfants, lorsqu'il existe des symptômes vermineux, tels que besoin de se gratter, de frotter le nez.

China. — Chez les personnes affaiblies, ayant déjà perdu beaucoup de sang ; surtout si le saignement de nez revient fréquemment.

Pulsatilla. — Quand l'epistaxis survient pendant un coryza.

ÉRYSIPÈLE.

Définition. — C'est l'inflammation de la peau.

Causes. — Insolation, aménorrhée, suppression du flux hémorroïdal ; abus des liqueurs fortes, usage de certains aliments, tous les irritants de la peau, l'état saburral de l'estomac.

Sʏᴍᴘᴛôᴍᴇꜱ. — Frisson, céphalalgie, épigastre douloureux, nausées, vomissements, fréquence du pouls, légère tuméfaction de la peau, rougeur variant depuis la teinte vive jusqu'à la teinte livide. Cette rougeur disparaît par la pression pour reparaître immédiatement après; chaleur d'une âcreté mordicante ; la peau offre des vésicules milliaires, des phlyctènes, des bulles qui crèvent et se dessèchent. Infiltration de sérosité dans le tissu cellulaire sous-cutané. Ce phénomène est surtout sensible aux paupières ; l'érysipèle s'étend par plaques et gagne les parties voisines ; on le voit souvent disparaître dans une partie pour se montrer sans transition sur une autre. Quand les symptômes inflammatoires ont disparu, la peau pâlit et tombe en écailles plus ou moins étendues.

Si l'inflammation se propage au tissu cellulaire sous-cutané, l'appareil inflammatoire est alors beaucoup plus intense et plus grave.

TRAITEMENT.

Aᴄᴏɴɪᴛ. — Quand cette affection débute par les symptômes d'une fièvre intense.

Bᴇʟʟᴀᴅᴏɴᴀ. — Remède principal lorsque la peau où siége l'érysipèle est tendue, que le malade y éprouve des élancements augmentant par le mouvement et le toucher.

Rʜᴜs ᴛᴏxɪᴄᴏᴅ. — Si l'érysipèle de la face ou du cuir chevelu est recouvert de vésicules. Rʜᴜs est également indiqué dans l'érysipèle œdémateux.

FIÈVRE INFLAMMATOIRE.

Dᴇꜰɪɴɪᴛɪᴏɴ. — C'est l'irritation du système sanguin.

Cᴀᴜsᴇs. — Température chaude et sèche, insolation, abus de substances irritantes, exercice violent, veilles prolongées, passage rapide du froid au chaud et du chaud au froid.

Sʏᴍᴘᴛômᴇs. — Pouls fort, dur, concentré, oppression des forces, lassitude générale, lipothymies, vertiges; dès le début, frisson, horripilation, suivis de chaleur halitueuse, de fréquence du pouls; bouche pâteuse, langue blanchâtre, soif ardente, dégoût des aliments, respiration gênée, urines rares et chargées, nausées, vomissements, assoupissement, insomnie, constipation, augmentation de la température animale.

TRAITEMENT.

Aᴄᴏɴɪᴛ. — Est le médicament à opposer au début de cette fièvre, qui cèdera presque toujours à son usage.

Bᴇʟʟᴀᴅᴏɴᴀ. — Serait indiqué après Aᴄᴏɴɪᴛ, s'il se manifestait des symptômes du côté du cerveau avec délire, vertiges, battements violents au front, rougeur des yeux.

BRYONIA. — Si les symptômes se manifestaient de préférence du côté de la poitrine, tels que toux, oppression, aggravation des symptômes par le mouvement.

MERCURIUS. — Si, après ACONIT, devenu insuffisant, il survient des sueurs abondantes.

CHAMOMILLA. — Quand la fièvre aura été provoquée par la colère.

ARNICA. — Lorsque cette affection se manifeste après un accident, un coup, une chute.

FIÈVRES INTERMITTENTES

FIÈVRES D'ACCÈS.

DÉFINITION. — C'est une affection caractérisée par des symptômes qui cessent et reparaissent à des intervalles rapprochés.

CAUSES. — Violente colère, irritation locale, comme l'introduction d'une sonde dans l'urètre, émanations marécageuses.

SYMPTÔMES. — 1° Stade de froid : horripilation, claquement des dents, frisson commençant par le dos, le visage, les lombes, puis gagnant tout le corps ; pâleur, lividité, marbrures de la peau, altération de la voix qui devient tremblottante ; respiration laborieuse, petitesse, fréquence, inégalité du pouls, urine rare, limpide : durée, un quart d'heure à une heure.

2° Stade de chaleur : la peau se colore et devient brûlante, turgescence des veines, pouls fort, accéléré, respiration facile, soif, urines rouges, durée de 3 à 4 heures.

3° Stade de sueur : elle se manifeste d'abord à la tête, puis à la poitrine, au dos et aux cuisses. Diminution de la soif, de la chaleur et de la céphalalgie. Sédiment épais des urines, qui sont très-chargées, durée de deux à trois heures, puis intermission, mais non santé parfaite; il reste de la faiblesse, du brisement dans les membres, de la sensibilité au froid, langueur des fonctions digestives, lourdeur de tête, étourdissement; surviennent ensuite la couleur jaune de la face, le gonflement de la rate et du foie, l'hydropisie.

TRAITEMENT.

China. — Si la fièvre débute par battements de cœur, éternuements, soif vive, boulimie, mal de tête, et si surtout il y a absence de soif pendant le froid, mais qu'elle se manifeste entre le froid et la chaleur pour cesser dès que cette dernière est complétement développée.

Metallum album. — Si le froid et la chaleur alternent, sans se prononcer nettement, qu'il y ait grande agitation, soif inextinguible, et que la fièvre débute par des bourdonnements d'oreilles, des syncopes, des tremblements dans les membres. Symptômes précédés de bâillements, faiblesse, mal de tête, vertiges; et si, après le frisson, il y a nausées, vomissements bilieux.

Surtout utile dans les fièvres quartes et celles qui ont été combattues en vain par le China allopathique.

Ipeca. — Quand la soif existe, pendant le froid, avec grande faiblesse, nausées, vomissements ; apparition de la fièvre le soir, par vertiges, douleurs de tête, toux, vomissements muqueux, diarrhée, somnolence. Également utile après le traitement allopathique.

Natrum Muriaticum. — S'il y a douleurs dans les os ; céphalalgie, maux de reins, faiblesse, teint jaune, terreux, frissons continuels, coins de la bouche ulcérés, langue sèche, creux de l'estomac douloureux au toucher, amertume de la bouche, manque d'appétit. (Dans les fièvres quartes.)

Chamomilla. — Dans la fièvre intermittente, (à la suite 'une colère), aidé, au besoin, de Nux vomica.

Lachesis. — Lorsqu'il y a maux de tête, délire, penant la chaleur soif ardente, agitation, jactation, conulsion. Pendant le froid, tiraillements dans le dos et es membres inférieurs ; perte de l'appétit, hoquet, voissements, gêne de la respiration. (Contre les fièvres ierces et quartes.)

FIÈVRE TYPHOÏDE.

Définition. — Maladie de tout l'organisme avec léion spéciale des follicules isolés ou agminés de l'intes'n grêle.

Causes. — Acclimatement, nourriture insuffisante, excès de tous genre, émanations putrides.

Symptômes. — *1re période*. Céphalalgie intense, lancinante, visage abattu, intelligence obtuse, divagation, prostration des forces, vertiges, bourdonnements, épistaxis, bouche pâteuse, langue sèche, collante, soif vive, perte de l'appétit, nausées, vomissements, coliques, ventre douloureux à la pression, gargouillements, selles diarrhéiques, pouls accéléré, dicrote, toux, râle sibilant insomnie, rêvasseries, taches lenticulaires.

2me période.—Augmentation de tous les symptômes : stupeur profonde, surdité, prostration extrême, soubresauts, carphologie, délire, coma, langue tremblottante, fuligineuse, difficulté de la déglutition, météorisme, selles involontaires, faiblesse du pouls qui conserve une grande fréquence, peau sèche, sudamina, pétéchies, escarres de la peau.

3me période. — Tous les accidents s'aggravent, si la maladie n'est pas arrêtée dans sa marche, parole tremblante, respiration de plus en plus difficile, sueurs visqueuses.

TRAITEMENT.

Aconit. — Si la maladie commence par forte chaleur, peau brûlante, agitation, jactation, anxiété, frayeur, gémissements, délire la nuit, toux sèche.

Belladona. — Devra suivre Aconit, dès qu'il y aur spasme, mouvements nerveux, somnolence continuelle rêves, visions, sursauts, délire furieux, pulsation des artères au front et aux tempes, vertiges, douleurs de tête vive, augmentée par le bruit, le mouvement et la lumière, bourdonnements d'oreilles, brouillards, flammes devant la vue, urine rouge.

BRYONIA. — S'il y a douleurs de meurtrissure par tout le corps, douleur au front augmentée par le mouvement, tête brûlante, alternative de chaud et de froid, amertume de la bouche ; le malade place les mains vers la tête, à cause de la céphalalgie, gémit sans cesse. Soif vive, langue sèche et fendillée, dureté de l'ouie, langue chargée, dégoût des aliments, nausées, envie de vomir, vomissements muqueux ou bilieux, constipation, délire violent.

RHUS. — Répond aux signes suivants : prostration des forces, coliques, diarrhées, douleurs contusives, langue blanche, envie de vomir, vomissement muqueux, vertige, engourdissement des parties sur lesquelles le malade s'appuie, délire loquace, envie de s'enfuir, vertiges, sommeil agité, sécheresse et teinte noire des lèvres et de la langue, soubresaut des tendons, pouls petit, accéléré, douleurs vives à l'épigastre au toucher, surdité.

ETHIOPS MARTIAL. — S'il y a diarrhée intense, sueurs, affaiblissement, délire, sensibilité douloureuse de l'estomac et du ventre, surtout au toucher, saignement de nez, grande agitation, face terreuse ou jaune, odeur putride de la bouche.

C'est un médicament d'une haute importance, quand les symptômes dominants sont selles diarrhéiques, saignement de nez, sueurs copieuses.

PHOSPHOR. ACID. — Contre apathie, stupidité, regard stupide, yeux vitreux, délire, insomnie, bourdonnements d'oreilles, surdité, selles diarrhéiques.

METALLUM ALBUM. — Faiblesse extrême, agitation, sursauts, délire, somnolence, gémissements et carphologie (dans la période avancée de la maladie).

FISTULES A L'ANUS.

DÉFINITION. — On donne ce nom aux fistules situées à une distance plus ou moins rapprochées de l'extrémité inférieure de l'anus.

Elles sont complètes, ou incomplètes, suivant qu'il y a deux ou un seul orifice.

CAUSES. — Hémorroïdes, abcès, tempérament lymphatique.

SYMPTÔMES. — Dans les fistules complètes, on trouve à la marge de l'anus un tubercule de couleur rougeâtre et de volume variable. Dans son milieu, il présente un pertuis qui est l'orifice externe de la fistule, quelquefois caché au fond d'une dépression ; tout autour, peau rouge bleuâtre, quelquefois décollée dans une grande étendue, tissu cellulaire sous cutané épaissi, présentant

des callosités profondes ; la pression fait sortir par l'o-
rifice de la fistule une petite quantité de pus ; tantôt
c'est une matière sanguinolente, tantôt un liquide roussâtre, qui salit le linge, odeur fécale du pus fourni par
la fistule.

On ne doit annoncer une fistule complète qu'après
avoir vu sortir par l'orifice externe quelques parcelles
des substances qui traversent le tube digestif, ou une
partie des liquides donnés en lavements. Il faut aussi
qu'au moment des selles, la fistule soit traversée par
des vents, et que l'introduction du doigt dans le rectum,
permette de sentir l'orifice interne à un renflement,
ou cul de poule plus ou moins douloureux.

TRAITEMENT.

CAUSTICUM. — Est le premier médicament à opposer à
cette affection ; il est surtout indiqué, lorsqu'en allant
à la selle, il survient des douleurs incisives dans le
rectum.

CALCAREA. — S'il y a crampes, ténesme, contraction
du rectum, brûlement, fourmillement et démangeaisons à l'anus.

SILICEA. — Quand la fistule fournit un écoulement de
sérosité fétide, d'odeur cadavéreuse, et qu'en allant à la
selle le malade éprouve des élancements, du prurit à
l'anus et au rectum.

FURONCLE (CLOU).

DÉFINITION. — Tumeur circonscrite, élevée en pointe, au centre de laquelle est une substance blanche, nommée bourbillon. Son siége est dans le tissu cellulaire.

On ne l'a jamais vu aux paupières, aux oreilles, au front, au cuir chevelu, à la plante des pieds, à la paume des mains. Le furoncle se montre seul ou multiple ; il atteint le volume d'un œuf de pigeon ; il dépend toujours d'une cause interne.

SYMPTÔMES. — Tumeur plus ou moins volumineuse, circonscrite, chaude, douloureuse, rouge pourpre, de forme conique, dont la base est fort au-dessous de la peau. Peu de troubles fonctionnels ; mouvement fébrile, quand il se rapproche de l'anthrax ; en même temps, engorgement des ganglions lymphatiques, disparaissant à mesure que le furoncle s'efface. Il se termine par une suppuration sanguinolente, qui s'échappe par le sommet. Une matière blanchâtre, grumeleuse, épaisse, nommée bourbillon, semble en être le noyau. Il se fait une seule ouverture, s'il est petit. Il s'en forme plusieurs, quand il est large. Après la chute de l'escarre, écoulement sanieux pendant quelques jours ; fonte insensible de la tumeur.

TRAITEMENT.

ARNICA. — Est le médicament des petits furoncles.

Belladona, contre les furoncles qui occupent la tête, la face, le dos, la poitrine.

Silicea. — Répond aux gros furoncles des membres supérieurs et inférieurs.

Lycopodium sera administré dans les mêmes circonstances que le précédent ; mais surtout contre les furoncles qui viennent périodiquement.

Hepar sulfuris, contre ceux qui tardent à suppurer.

GALE.

Définition. — Éruption cutanée, contagieuse, caractérisée par des vésicules légèrement élevées au-dessus du niveau de la peau, transparentes à leur sommet, contenant un liquide séreux, et accompagnées de vives démangeaisons.

Causes. — Contact d'un galeux, malpropreté.

Symptômes. — Prurit léger, augmentant le soir, surtout par la chaleur du lit, par l'effet des boissons alcooliques, des aliments âcres ; puis apparition de boutons, à peine saillants, d'une teinte rosée chez les individus sanguins, sans changement de couleur chez les personnes faibles. La démangeaison est légère, si les vésicules sont peu nombreuses, mais elle devient insupportable quand elles sont agglomérées. Dans ce dernier cas, un liquide visqueux s'en échappe et forme des croûtes minces et peu adhérentes. Chez quelques individus, les vésicules prennent le caractère de véritables pustules.

TRAITEMENT.

SULFUR.—Médicament dont l'administration intérieure suffit presque toujours pour guérir la gale simple. Mais en cas de persistance des démangeaisons, on devra se frictionner avec une pommade légèrement soufrée.

MERCURIUS, CARBO VEGETABILIS, CAUSTICUM, SEPIA. — Trouveront leur place dans la gale rebelle à SULFUR, et surtout dans la variété pustuleuse de cette affection.

GANGRÈNE.

DÉFINITION. — C'est la mortification d'une partie du corps.

CAUSES. — Destruction des tissus, par un agent physique ou chimique, inflammation violente, compression lente, brûlure, congélation, interruption de la circulation.

SYMPTÔMES. — Engorgement plus ou moins considérable, diminution des phénomènes inflammatoires, couleur violacée, affaissement des tissus qui cessent de se contracter et deviennent insensibles; chairs pâteuses, détachement de l'épiderme, phlyctènes avec sérosité noirâtre; exhalation d'odeur fétide et cadavéreuse; suppuration, escarre vacillante.

Tels sont les signes de la gangrène superficielle causée par excès d'inflammation. La noirceur des tissus, la sécheresse, l'escarre gangrènée, caractérisent celle qui résulte de brûlure.

Le froid, la raideur de la partie, la cessation de tous les phénomènes vitaux ; l'affaiblissement général, l'anxiété, l'engourdissement, sont les caractères de la gangrène par congélation.

La gangrène dite sénile a pour signes, la diminution des actes fonctionnels, l'affaiblissement de la chaleur vitale, la douleur de la partie affectée, l'engourdissement, la pesanteur, la rougeur noirâtre, le desséchement de la peau, la faiblesse du pouls, le délire et les sueurs froides.

TRAITEMENT.

METALLUM ALBUM, SECALE CORNUTUM et SABINA. — Sont recommandés dans la gangrène inflammatoire.

METALLUM ALBUM, CHINA. — Contre la gangrène résultant de brûlure.

SECALE CORNUTUM, CHINA. — Dans la gangrène sénile.

GASTRALGIE.

DÉFINITION. — C'est une névrose de l'estomac.

CAUSES. — Établissement difficile de la menstruation, grossesse contrariée par des chagrins, flueurs blanches, masturbation, excès vénériens, excès dans le boire et le manger, aliments insalubres.

Symptômes. — Besoins simulant le sentiment de la faim ; tiraillements d'estomac, faiblesse générale ; quelquefois, sentiment d'ardeur, de brûlure partant de l'estomac et s'étendant à l'œsophage ; ou bien sensation obscure de chaleur, de douleur, de pesanteur, de gonflement. On désigne sous le nom de crampe d'estomac une chaleur qui ne se montre qu'à des intervalles irréguliers, mais avec une violence extrême. Le pica, ou perversion du goût, se montre souvent dans cette maladie, surtout chez les jeunes filles ; ainsi que la boulimie, ou faim insatiable, et la dyspepsie ou digestion lente et difficile. Dans le pica, les malades mangent avec avidité de la craie, du sel, des fruits verts ; dans le second ils prennent d'énormes quantités d'aliments qu'ils digèrent ou vomissent, et dans le troisième, le malade mange moins, digère mal, éprouve une pesanteur incommode à l'estomac, des bouffées de chaleur, des éructations fréquentes, de l'oppression et du gonflement à l'épigastre.

TRAITEMENT.

Nux vomica. — Médicament principal, indiqué par les symptômes suivants, douleurs pressives et crampoïdes aggravées le matin, et, après avoir mangé, constipation, vomissements des aliments, caractère vif et emporté.

CHAMOMILLA. — S'il y a pression à l'estomac, flatuosités, ballonnement du ventre, aggravation la nuit, agitation et angoisse, comme si le cœur allait être écrasé,
impressionnabilité et colère facile.

COCCULUS après NUX. — Dans la constipation, les douleurs pressives et constrictives de l'estomac, se propageant jusqu'au ventre.

BELLADONA. — S'il y a tension crampoïde dans l'estomac, renouvellement des douleurs pendant le dîner,
douleurs d'estomac tellement violentes que le malade
est obligé de retenir son haleine pour soulager ses souffrances, syncope, faiblesse, soif vive.

PULSATILLA. — Chez les sujets délicats, d'un caractère
doux ; les femmes enceintes ou mal réglées, présentant
les symptômes suivants : élancements, battements dans
l'estomac, envie de vomir, vomissements des aliments,
aggravation des souffrances le soir, avec frissons ; humeur pleureuse.

CHINA. — S'il y a grande faiblesse de la digestion, ballonnement et pression au creux de l'estomac, répugnance pour tous les aliments, crampes d'estomac, afflux
d'eau dans la bouche, paresse et envie de dormir après
avoir mangé.

CARBO VEGETABILIS. — Contre brûlement à l'estomac ;
douleur contractive crampoïde, qui force le malade à se
replier sur lui-même, étouffement, nausées, constipation, aggravation des souffrances en se couchant.

Calcarea. — S'il y a griffements, crampes dans l'estomac, nausées, aggravation des douleurs pendant le repas.

Sulfur. — Contre pression comme par une pierre sur l'estomac, aigreurs, pyrosis, régurgitation des aliments.

GASTRITE.

Définition. — C'est l'inflammation de l'estomac.

Causes. — Poisons irritants et caustiques, acides et alcalis concentrés, sels corrosifs, contusions, chutes sur la région épigastrique, corps étrangers dans l'estomac, ingurgitation d'une grande quantité d'eau froide, émotions morales vives, indigestion, écarts de régime, excès d'alimentation, abus des boissons alcooliques, des épices, purgatifs drastiques, travaux de cabinet, veilles prolongées, goutte, rhumatisme.

Symptômes. — Pâleur de la face, plaque rouge aux pommettes, cercle noir autour des yeux, faiblesse de la voix, vomissements de bile porracée d'une amertume insupportable ; rejet des aliments et des boissons, douleurs vives à l'épigastre, constipation, enduit blanc épais de la langue qui est rouge à ses bords et à sa pointe, soif intense, fréquence du pouls et des mouvements respiratoires, peau chaude et sèche, tel est l'ordre des phénomènes qui se montrent dans l'inflammation simple de l'estomac.

Mais si la gastrite est due à l'ingestion d'une substance toxique, alors éclate à la région épigastrique une douleur vive, pongitive, accrue par le moindre mouvement, par le poids le plus léger, vomissements répétés successivement d'aliments, de mucus et de bile, plus ou moins mêlés de sang. Langue sèche, rouge, hoquet, peau brûlante, et alternativement sueurs froides, pouls imperceptible, visage pâle, parole éteinte, respiration faible, délire vague, assoupissement interrompu par des reprises de douleurs, météorisme du ventre.

TRAITEMENT.

Aconit. —Au début du traitement, s'il y a forte fièvre, douleurs violentes à l'estomac, soif vive, agitation.

Metallum album.— S'il y a chute rapide des forces, pâleur de la face, pouls faible et accéléré, extrémités froides, vomissements des aliments.

Ipeca. — Contre vomissements, envie continuelle de vomir, douleurs vives au creux de l'estomac.

Cantharis. — Combat brûlement au pylore, vomissements des aliments, des boissons ou de sang, pouls petit, intermittent, soif intense, souffrance dans les reins et la vessie, urine difficile et douloureuse.

Bryonia. — Convient dans élancement et brûlement dans l'estomac, rejet des aliments, vomissement sanguinolent, toux, oppression, fièvre avec chaleur et soif.

Nux vomica. — Répond aux symptômes suivants :

brûlement au pylore, vomissements violents, constipation, secousses dans les membres.

GLOSSITE.

DÉFINITION. — C'est l'inflammation de la langue. Elle est superficielle ou profonde.

CAUSES. — Préparations mercurielles employées à l'intérieur ou à l'extérieur, blessures de la langue par les dents ou par des corps étrangers, les brûlures, l'application de substances irritantes.

SYMPTÔMES. — Si la glossite est superficielle, la langue est à peine tuméfiée ; la surface de cet organe est sèche, dure, fendillée, et présente des plaques blanchâtres comme des fausses membranes ; à leur chute, la langue paraît dépouillée. Diminution ou perversion du goût. Dans la glossite profonde, en quelques heures la langue acquiert un volume considérable, elle remplit la cavité buccale, repousse le voile du palais et l'épiglotte. Les machoires sont écartées et elle fait saillie à l'extérieur ; surface sèche, rouge ou brunâtre, difficulté de la déglutition et de la respiration, tuméfaction de la face qui parfois prend une teinte violette ; symptômes de compression cérébrale.

TRAITEMENT.

LACHESIS. — Médicament spécial, si cette affection reconnaît pour cause l'abus du mercure. Il sera aussi indiqué dans la glossite légère, profonde et grave, qu'elle qu'en soit la cause.

MERCURIUS. — Si la langue est dure, volumineuse, et que l'inflammation ne provient pas de l'usage de ce médicament.

ARNICA. — Si l'affection succède à une blessure de l'organe malade, à la présence de corps étrangers ou à une brûlure.

ACONIT. — Quand il y a fièvre.

GOITRE.

DÉFINITION. — C'est l'hypertrophie du corps tyroïde. Cette maladie règne souvent d'une manière endémique dans les Pyrénées, les Vosges, l'Auvergne, le Valais, le Tyrol, dans les Asturies et quelques parties de la Grande-Bretagne.

CAUSES. — Hérédité, chaleur humide, eaux provenant de la fonte des neiges, usage d'eau désoxygénée, efforts, chants, cris, accouchement laborieux, suppression des règles.

SYMPTÔMES. — Tumeur à la partie antérieure du cou offrant jusqu'à trois ou quatre fois le volume du poing. Les symptômes restent localisés tant que la tumeur, par son volume, ne gêne pas la respiration et la circulation. La forme de la tumeur peut varier, selon qu'elle est limitée à une partie ou qu'elle en affecte plusieurs, mais d'une manière inégale. Progrès lents, chaleur nulle, consistance élastique, couleur de la peau normale ou un peu plus pâle. La tumeur finit par adhérer au larynx; alors voix altérée, sons apres, croassement, difficulté de la respiration et de la circulation, imminence de suffocation, déglutition difficile, surdité plus ou moins complète, engorgement des veines jugulaires, vertiges, assoupissements.

TRAITEMENT.

Spongia tosta.—Contre le gonflement goîtreux, dur, volumineux avec pression, fourmillements ou élancements.

Iodium. — Dans les goîtres durs avec sensation de constriction de la tumeur.

Conium, Calcarea, Natrum muriatic., Carbo animal. —Ces médicaments suffiront souvent au début de la maladie, avant que le goître soit passé à l'état d'induration.

GOUTTE.

Définition. — Affection intéressant l'ensemble des organes articulaires, et pouvant, par son transport sur le cerveau, la poitrine, le bas-ventre, simuler la gastrite, l'apoplexie, l'asthme.

On la distingue en goutte régulière, quand elle est

bornée aux articulations, et, en goutte irrégulière, quand les viscères sont pris.

CAUSES. — Hérédité, mets succulents, vie molle et oisive, veilles prolongées, impression du froid, évacuations excessives, suppression d'une hémorragie habituelle, abus des plaisirs vénériens.

SYMPTÔMES. — *Goutte régulière.* — Douleur déchirante, lancinante, surtout le soir et la nuit dans l'articulation du gros orteil, frisson, exaspération croissante jusqu'à ce que la partie atteinte devienne rouge, tuméfiée, chaude. Dans les jours qui suivent, les accès se renouvellent, se continuent en diminuant graduellement d'intensité. Si elle est ancienne, accès rapprochés, plus longs et plus douloureux ; plusieurs articulations sont prises, impossibilité des mouvements, formation de concrétions tophacées ; gonflement et carie des extrémités osseuses, désorganisation des tendons et des muscles.

Goutte irrégulière. — Cessation subite plus ou moins complète des douleurs dans leur siège primitif. Cardialgie violente, anxiété, vomissements, vertiges, coma, céphalalgie, paralysie, palpitations, syncopes.

TRAITEMENT.

ACONIT. — Si la fièvre est intense.

ARNICA. — Contre inflammation de l'articulation avec gonflement, chaleur, rougeur et douleur vive, obligeant le malade à remuer le membre constamment.

Bryonia. — S'il y a rougeur, chaleur, et que la douleur s'exaspère par le mouvement.

Pulsatilla. — Quand les douleurs s'exaspèrent le soir et sont accompagnées de frissons. Ce médicament est aussi utile dans la goutte erratique.

Nux vomica. - Chez les personnes adonnées aux boissons spiritueuses (dans les deux formes de cette affection).

GRAVELLE.

Définition. — On donne ce nom à l'ensemble des symptômes qui précèdent, suivent ou accompagnent la présence des graviers dans les urines.

Causes. — Age mûr, vieillesse, alimentation succulente, boissons alcooliques, excrétion retardée des urines, contrées humides, état sédentaire, usage des eaux séléniteuses.

Symptômes. — On observe dans l'urine de petits cristaux anguleux, tombant au fond du vase; quelquefois ils sont évacués avec l'urine, et le refroidissement de ce liquide en rend la précipitation plus évidente : alors douleur peu sensible et même nulle; quand la gravelle a son siége dans les reins, les uretères, il y a de la fatigue, de la pesanteur dans la région des reins; l'urine est rare, chargée de mucosités, souvent sanguinolente; fréquentes envies d'uriner, chatouillement au bout de la verge, testicules rétractés vers l'anneau, crampes aux extrémités inférieures, fièvre, flatulence, éructations, nausées, vomissements. Quand les graviers se forment dans la vessie, il y a moins de douleurs, et elles se font sentir dans tout le petit bassin et jusqu'à l'extrémité de la verge.

Lorsque les graviers sont considérables, ils peuvent s'arrêter dans le canal de l'urètre et former obstacle à l'émission de l'urine ; si, au contraire, ils sont d'un petit volume, ils franchissent le canal sans produire aucun accident.

TRAITEMENT.

LYCOPODIUM, SEPIA, CANNABIS et SASSAPARILLA. — Sont les médicaments indiqués dans cette affection.

GRENOUILLETTE.

DÉFINITION. — C'est une tumeur située au dessous de la langue, formée par l'obstruction du conduit de Warthon, distendu par l'accumulation de la salive.

CAUSES. — Lésion du conduit excréteur, calcul dans ce conduit, développement d'une tumeur dans sa proximité, inflammation chronique du canal.

SYMPTÔMES. — Tumeur arrondie ou oblongue molle, transparente, située sous la partie antérieure de la langue, à côté du frein. La tumeur est petite et indolente d'abord, et embarrasse très-peu les mouvements de la langue ; mais bientôt accroissement, difficulté et gêne à mouvoir cet organe, sons mal articulés. Après quelques mois, la tumeur remplit la bouche, refoule la langue, pousse les dents en avant, les chasse des alvéoles, fait saillie sous le menton, rend la parole impossible et menace les malades d'asphyxie. A l'état récent, la tumeur renferme un liquide visqueux et limpide, plus tard, un liquide trouble et des concrétions plus ou moins dures. Les parois de la grenouillette finissent par s'épaissir et peuvent devenir cartilagineuses sous l'influence de la chronicité.

TRAITEMENT.

CALCAREA, MERCURIUS, NATRUM MURIATUM et THUYA. — Sont les médicaments à opposer à la grenouillette, sans qu'on soit obligé de recourir à la ponction, sinon dans le cas de développement trop rapide de cette tumeur.

GRIPPE.

DÉFINITION. — Maladie caractérisée par les symptômes ordinaires de la bronchite et du coryza. Déjà, à diverses époques, elle a régné en France d'une manière épidémique.

CAUSES. — Variations brusques de la température, froid humide.

SYMPTÔMES. — Malaise, courbature, douleurs sourdes

dans les membres, à la poitrine et à la région épigastrique ; céphalalgie frontale ; diminution des forces, épistaxis, fréquentes défaillances, fièvre avec redoublement le soir, enchifrénement, perte d'odorat, écoulement par le nez de sérosité abondante, larmoiement, paupières tuméfiées, mal de gorge, raucité de la voix, quintes de toux, respiration embarrassée, inappétence, nausées, vomissements. Cette maladie s'offre avec des symptômes prédominants, tantôt du côté de la tête, tantôt du ventre et tantôt de la poitrine.

TRAITEMENT.

Aconit. — Est indiqué si la grippe débute par symptômes inflammatoires du côté de la poitrine, toux violente, élancements dans les côtés, fièvre intense.

Bryonia. — Dans les mêmes circonstances que le précédent, s'il survient des douleurs rhumatismales dans les membres, augmentant par le moindre mouvement.

Belladona. — Si la toux est spasmodique et quand l'affection s'offre avec des symptômes prédominants du côté du cerveau, tels que céphalalgie intense, augmentée par la lumière, la parole et le mouvement, délire, mouvements convulsifs des membres.

Nux vomica. — Contre toux rauque, creuse, céphalalgie, pesanteur de la tête, constipation, envie de vomir.

Mercurius. — S'il y a toux sèche, ébranlante, mal de

gorge, coryza, saignement de nez, douleurs dans la té
et les oreilles.

VERATRUM et PULSATILLA. — Lorsque les symptôme
prédominent du côté du tube digestif.

GROSSESSE.

MALADIES QUI PEUVENT SURVENIR PENDANT SON COURS.

PLÉTHORE.

Nous signalerons d'abord cette affection caractérisée
par la céphalalgie, les vertiges, la dyspnée, les urines
rouges, la plénitude du pouls, la coloration du visage,
un sentiment de pesanteur, de gêne dans le bas-ventre.
quelques douleurs passagères dans les reins et les
lombes.

TRAITEMENT.

ACONIT. — S'il y a céphalalgie, urines rouges, plénitude du pouls.

BELLADONA. — Si, outre les symptômes précédents,
il se manifeste des vertiges, des éblouissements, avec
gêne de la respiration et rougeur de la face.

PULSATILLA. — Si la malade éprouve des étourdissements, des tintements d'oreilles, des coliques, de la
dyspnée à la marche, avec des douleurs dans les reins
et les lombes.

HÉMORRHOIDES.

La constipation et la compression exercée par l'u-
térus provoquent cette incommodité, à laquelle Nux vomica et Sepia sont appelés à remédier.

CHLORO-ANÉMIE.

Cette affection est caractérisée par la céphalalgie, les
palpitations, la lassitude, la douleur des cuisses, la
décoloration de la peau et des muqueuses, les bruits de
souffle du cœur et des artères.

TRAITEMENT.

Pulsatilla. — Répond à l'ensemble des symptômes
de cette affection.

Sulfur. — Sera appelé à seconder l'action de Pulsatilla, si cette dernière ne parvient pas seule à
triompher de la chloro-anémie.

Ferrum. — Trouverait son indication dans la période avancée de cette affection.

NAUSÉES ET VOMISSEMENTS.

Certaines femmes rejettent à jeun des eaux glai-
reuses ; d'autres rejettent les aliments plus ou moins
longtemps après le repas.

TRAITEMENT.

Nux vomica. — Est le premier médicament à opposer

aux nausées, aux vomissements des aliments, chez les femmes d'un caractère vif et irritable.

PULSATILLA. — Répond aux mêmes symptômes chez les femmes d'un caractère doux et sensible.

IPECA et NATRUM MURIATICUM. — Pourront aussi, au besoin, être pris en considération.

CONSTIPATION.

C'est un état très-fréquent dans la grossesse, et qui mérite attention, parce que l'accumulation des matières fécales et les efforts d'expulsion qu'elle exige, peut provoquer l'avortement.

TRAITEMENT.

NUX VOMICA. — Sera souvent employé avec succès dans la constipation.

BRYONIA et PLATINA. — Après l'usage de NUX VOMICA, devenu insuffisant.

PTYALISME.

Fréquent dans les premiers temps de la grossesse ; il se prolonge quelquefois et peut devenir inquiétant.

TRAITEMENT.

On y opposera toujours avec succès MERCURIUS, puis BELLADONA.

HYDROPISIE DU TISSU CELLULAIRE.

La cause la plus remarquable est la diminution des globules et de l'albumine du sang.

TRAITEMENT.

PULSATILLA. — Est appelé à remédier à cette affection, secondée au besoin de FERRUM, puis de CHINA.

HÉMATÉMÈSE (GASTRORRAGIE).

VOMISSEMENT DE SANG.

DÉFINITION. — Vomissement de sang. Il a lieu de deux manières : par sécrétion ou par rupture de quelque vaisseau sanguin.

CAUSES. — Suppression d'hémorroïdes ou de règles, émotions morales, fluxions, congestions, scorbut, corps étrangers, sangsues, cancer, anévrisme, coups, chutes ur l'épigastre, substances vénéneuses, âcres, irritantes, 'mmersion des extrémités dans l'eau froide, accès de olère.

SYMPTÔMES. — Vertiges, éblouissements, tintements 'oreilles, pâleur de la face, douleur profonde, quelque-ois pongitive vers l'hypocondre gauche, sentiment 'oppression à la région hypogastrique, froid des extré-ités, syncope, puis vomissement d'un sang rouge plus ou moins foncé, grumelé, noir, mêlé aux substances alimentaires. Le caractère du vomissement varie, selon la promptitude avec laquelle le sang s'échappe, les matières avec lesquelles il est mêlé, et le temps qu'il séjourne dans l'estomac. Si le sang n'y séjourne que peu de temps, et qu'il n'y ait pas de substance étrangère, il est d'un rouge vif d'abord, passant bientôt au noir; il sort par gorgées, puis par flots ou par masses coagulées, viscosité, odeur aigre de ce sang. La quantité varie de quelques grammes à plusieurs kilogrammes. Gonflement de la région épigastrique, qui résonne mal à la percussion; la pression, sur cette région, provoque les vomissements. L'hématémèse dure un temps variable, cesse insensiblement, pour se reproduire, et le jour même, ou le lendemain, le malade rend, par les garde-robes, une partie du sang épanché la veille.

TRAITEMENT.

Nux vomica. — Vomissements de sang rouge ou noir se coagulant promptement. (Après la suppression d'hémorroïdes.)

Pulsatilla. — Dans le vomissement causé par la suppression des règles.

Aconit. — S'il y a bourdonnement d'oreilles, faiblesse, manque d'appétit, pouls dur et fort, vomissements de sang pur, noir et coagulé.

Arnica. — Chez les sujets d'un tempérament sanguin,

vomissant un sang noir coagulé, éprouvant des douleurs de brisures dans les membres.

HYOSCIAMUS. — Si le sang vomi présente une teinte vermeille.

CANTHARIS. — S'il y a vomituritions violentes, accompagnées de vives douleurs au ventre et à l'estomac.

PHOSPHORUS. — Vomissements de sang avec fortes douleurs à l'estomac et grande faiblesse.

CHINA. — Vomissements avec pression violente sur l'estomac, nausées, faiblesse, frissons, altération des traits, respiration gênée, suspirieuse (après des pertes de sang abondantes).

HÉMATURIE (PISSEMENT DE SANG).

DÉFINITION. — C'est le pissement de sang, dont les symptômes sont différents suivant les causes et le siége de l'hémorragie.

CAUSES. — Usage des cantharides, abus des boissons alcooliques, équitation prolongée, coups, chutes sur les lombes.

SYMPTÔMES. — Écoulement subit et abondant qui sort par intervalles. Si l'hématurie survient après une chute, il y a douleur plus ou moins vive dans la partie affectée ; si elle provient des reins, la douleur et la chaleur s'étendent des lombes au pubis. Lorsque le sang vient des

urétères, il existe des douleurs tensives le long de ces
conduits. Quand l'hématurie a son siége dans la vessie,
outre les symptômes précédents, il y a des tiraillements
intérieurs qui augmentent au moindre mouvement. Si
le siége est à l'urètre, le canal est douloureux ; le sang
vermeil, pur, liquide, sort avec facilité.

TRAITEMENT.

CANTHARIS. — S'il y a émission brûlante très-douloureuse d'urine sanguinolente ou de caillots de sang
pur, noir et coagulé, ou sortant goutte à goute avec douleurs vives dans les reins et la vessie.

CAMPHORA. — Lorsque l'hématurie est causée par
l'usage des cantharides.

MEZEREUM. — Lorsque le sang vient après l'émission
de l'urine, avec douleur d'excoriation dans l'urètre,
et que l'hématurie a son siége dans ce canal.

ARNICA. — Toutes les fois que le pissement de sang
reconnaîtra pour cause une violence exercée sur les
reins ou la vessie.

NUX VOMICA. — Si l'hématurie causée par l'abus des
boissons spiritueuses a son siége dans les reins.

CHINA. — A la suite d'excès vénériens.

PULSATILLA et TEREBENTHINA. — Administrés successivement, si l'hématurie est symptomatique de la cystite
chronique.

HÉMOPTYSIE (CRACHEMENT DE SANG).

C'est l'hémorragie de la muqueuse des voies aériennes.

Causes. — Faiblesse de la constitution, habitude de serrer les corsets, toux, lecture à haute voix, cris, instruments à vent, abus du coït, émotions morales.

Symptômes. — Malaise général, oppression, pesanteur et chaleur dans la poitrine, dyspnée, toux sèche, picotement au larynx, saveur salée à la bouche, lassitudes, frissons, palpitations. Quand il y a exhalation du sang dans les bronches, l'air détermine un bouillonnement particulier ; si le sang est peu abondant, il est craché par une simple expuition ; s'il est abondant, il y a toux vive, crachats sanglants, volumineux, quelquefois il sort par flots, quelquefois vomissements de matières alimentaires mêlées avec du sang. Le sang vomi est écumeux et rouge vermeil. Il y a pâleur de la face, tremblements, pouls précipité, défaillance et syncope, décoloration générale de la peau.

TRAITEMENT.

Aconit. — Est le médicament par lequel on devra toujours commencer, surtout si le crachement de sang est accompagné d'une légère tussiculation avec bouillonnement, chaleur dans la poitrine, battements de

14.

cœur, anxiété, pâleur de la face, gêne de la respiration, crachats sanglants, volumineux, sortie du sang par flots.

IPECA. — Suivra avantageusement ACONIT, si le malade éprouve toujours un goût de sang dans la bouche avec crachats striés de sang, nausées et faiblesse.

METALLUM ALBUM. — Après IPECA, s'il y avait grande angoisse, bouillonnement dans la poitrine, battements de cœur, chaleur brûlante par tout le corps, insomnie, agitation obligeant le malade à quitter le lit.

ARNICA. — Quand l'hémoptysie a été provoquée par des lésions mécaniques, s'il y a expectoration sans efforts de sang caillé, noirâtre ou rouge, vif bouillonnement de sang, chaleur dans la poitrine, battement de cœur, défaillance.

CHINA. — Lorsque le malade ayant perdu déjà beaucoup de sang présente les symptômes suivants : toux fatigante, crachement de sang, alternative de froid et de chaud, faiblesse, sueurs, tremblements, froid des extrémités, éblouissements, défaillances.

FERRUM. — Si le moindre effort fait tousser le malade, si le sang expectoré est pur et vermeil, s'il y a gêne de respiration par accès, douleurs entre les épaules, faiblesse, peau jaune, besoin du mouvement.

PULSATILLA. — S'il y a expectoration de sang noir et coagulé, anxiété la nuit, froid, faiblesse, douleurs dans la poitrine, humeur pleureuse, surtout si l'hémoptysie constitue une hémorragie supplémentaire des règles supprimées.

HÉMORROÏDES.

DÉFINITION. — Sous le nom d'hémorroïdes, il faut comprendre un flux sanguin qui a son siége à la partie inférieure du rectum, et aussi les tumeurs qui se forment dans cette région.

CAUSES. — Hérédité, tempérament bilieux, engorgement et induration du foie, abus des plaisirs vénériens, position assise prolongée, grossesse, constipation, matières fécales endurcies, abus des purgatifs drastiques et des lavements irritants ; usage habituel de l'équitation, préparations aloétiques.

SYMPTÔMES. — La fluxion s'annonce par les signes suivants : malaise général, lassitudes spontanées, tristesse, pesanteur de tête, vertiges, pâleur de la face, yeux cernés, constipation, douleurs dans les lombes. La congestion hémorroïdale est caractérisée par l'ensemble des symptômes ci-dessous : pesanteur, tension et chaleur à la région de l'anus, sensation d'un corps étranger dans le rectum déterminant continuellement des envies inutiles d'aller à la selle. La station et même la position assise augmentent les accidents ; la progression est gênée, l'excrétion de l'urine souvent difficile. Chez les femmes : chaleur et prurit dans le vagin, le passage difficile des excréments exaspère les douleurs.

Quant aux tumeurs hémorroïdales, elles s'établissent progressivement. D'abord le malade éprouve de la tension, de la plénitude à l'anus, une sensation de corps étranger dans le rectum : avec le doigt on sent une petite tumeur lisse, tendue, rénitente, puis d'autres se montrent. Ces tumeurs disparaissent dans l'intervalle des fluxions ; elles peuvent former un obstacle sérieux à la défécation ou entraîner au dehors la muqueuse rectale, acquérir un développement considérable. Elles deviennent tendues, violacées, disparaissent par la pression et reparaissent aussitôt.

TRAITEMENT.

Nux vomica. — Chez les personnes qui mènent une vie sédentaire, font usage de boissons alcooliques et offrent les symptômes suivants : constipation avec envie inutile d'aller à la garde-robe, selles sanguinolentes ou écoulement de sang pur, douleur d'excoriation, brûlement, élancement et pression à l'anus.

Sulfur. — Sera administré après et dans les mêmes circonstances que le précédent, dont il secondera puissamment l'action.

Pulsatilla. — S'il y a évacuation de selles sanguinolentes ou écoulement de sang pur avec émission et douleur d'excoriation à l'anus.

Kali carbo. — Contre les boutons hémorroïdaux saignant après les selles.

GRAPHITES. — S'il y a douleur d'excoriation aux boutons hémorroïdaux après les selles ; boutons séparés par des crevasses brûlantes.

HÉPATITE.

DÉFINITION. — C'est l'inflammation du foie.

CAUSES. — Séjour sous un climat brûlant, variations atmosphériques, exercices violents, concrétions biliaires dans la vésicule du fiel, vie agitée par des émotions violentes, tempérament mélancolique, abus des alcooliques, des drastiques, des émétiques, répercussion d'un exanthème, blessures à la tête, coups violents à la région du foie, chutes qui produisent une commotion générale, immersion dans l'eau froide.

SYMPTÔMES. — Douleur de l'hypocondre droit augmentant au toucher, s'étendant le long de la poitrine jusqu'à l'épaule, décubitus difficile sur le côté droit, toux fréquente, dyspnée, vomissements bilieux, teinte ictérique quelquefois limitée à la sclérotique, langue sale, jaunâtre, bouche amère, selles décolorées, urines rares et foncées, pouls fréquent et fort, céphalalgie, prostration, courbature, délire, insomnie.

Le siége de l'inflammation influe sur la prédominance des symptômes.

Ainsi quand l'inflammation est limitée à la face concave du foie, douleur profonde, soif brûlante, langue recouverte d'un enduit jaune verdâtre, noirâtre, perte d'appétit, nausées, vomissements de matières bilieuses. Si l'inflammation intéresse toute la surface du foie, outre les symptômes remarqués précédemment, il y a sentiment de pesanteur dans l'hypocondre droit, hoquet, constipation, urine colorée, peau brûlante, fièvre intense. L'inflammation gagne-t-elle la substance du foie, alors, douleur sourde, lancinante, gravative, ictère, urines bilieuses, déjections alvines, blanches, vomissements bilieux, délire et coma alternatifs.

TRAITEMENT.

Aconit. — Pour combattre les symptômes inflammatoires.

Chamomilla. — Si la maladie survenue après une contrariété, un dépit violent, s'accompagne d'anxiété, de douleur légère, de pesanteur à l'épigastre, d'oppression et d'ictère prononcé.

Belladona. — Contre douleurs vives, superficielles, élançantes, augmentant par la toux, le mouvement, la respiration, le toucher, et se propageant jusqu'à l'épaule et au cou du côté malade. Toux sèche, gêne de respiration, vertiges, obscurcissement de la vue, bourdonnement d'oreilles, agitation, insomnie.

Bryonia. — Dans l'hépatite survenue à la suite d'un refroidissement, s'il y a forte oppression, symptômes ictériques peu marqués, constipation, aggravation des souffrances par le mouvement.

Nux vomica. — Contre douleur lancinante à la région du foie, très-sensible au toucher, goût aigre ou amer, nausées et vomissements, pression à l'estomac et aux hypocondres, constipation, soif, manque d'appétit, oppression, pouls dur, fréquent, urine rare, rouge, céphalalgie, exacerbation des symptômes le matin.

Mercurius. — S'il y a douleurs pressives au foie, bouche amère, manque d'appétit, coloration ictérique prononcée, frissons, impossibilité de se coucher sur le côté droit.

HERNIE.

Définition. — Toute tumeur qui, sans que la peau soit entamée, est formée par la sortie d'une portion des viscères contenus dans le ventre.

De toutes les hernies, c'est l'inguinale qui est la plus fréquente, puis viennent les crurales, les ombilicales. Tous les viscères abdominaux ne sont pas susceptibles de former des hernies, et ils se hernient d'autant plus facilement qu'ils sont moins assujettis dans la cavité abdominale. Dans toute tumeur herniaire, les parties contenues sont entourées par un sac formé par le péritoine poussé en avant, excepté les hernies de la vessie et les hernies congéniales. Hernie inguinale ou bubonocèle : elle est dite incomplète, quand elle se borne à l'aine, scrotale lorsqu'elle parvient dans le scrotum.

Causes. — Relâchement général des fibres, puissance musculaire, efforts.

Symptômes. — Tumeur dans la région inguinale, qui s'est effectuée tout à coup, après un effort violent, sans symptômes précurseurs d'inflammation, diminuant de volume ou disparaissant totalement lorsque l'individu se couche sur le dos. Si elle est formée par l'intestin, elle est globuleuse, élastique, et produit un bruit de gargouillement en rentrant dans le ventre. Si elle est formée par l'épiploon, elle présente une forme oblongue, pâteuse, inégale, difficilement réductible, ne rentre pas en bloc, mais peu à peu et sans bruit. La hernie devient irréductible par le volume, l'ancienneté de la tumeur et les adhérences qu'elle contracte. Deux autres accidents des hernies sont : l'engouement et l'étranglement. L'engouement résulte de la stase des matières fécales dans la portion d'intestin herniée : alors augmentation de la tumeur qui reste indolente, météorisme du ventre ; bientôt la tumeur devient douloureuse, vomissement de matières fécales. Étranglement ; cet accident consiste dans la constriction des parties herniées par l'ouverture du passage. Signes : constipation, douleur insupportable, inflammation violente, tumeur dure, tendue, douloureuse, pouls petit et fréquent, hoquet, visage décomposé, vomissement de matières stercorales. La hernie crurale est fréquente chez la femme. Elle se forme à travers l'intervalle qui sépare le corps du pubis du paquet des vaisseaux et des nerfs cruraux. La tumeur, de forme globuleuse, n'est jamais considérable.

TRAITEMENT.

Dans la hernie récente, la réduction est la première chose à faire. Pour cela, le malade se couchera sur le dos, les fesses élevées par des coussins, et se penchera du côté malade pour relâcher les muscles du ventre. Alors on saisit la hernie à pleine mains, et avec les doigts de l'autre main on la refoule progressivement dans l'abdomen. On procèdera de même pour les hernies étranglées ; mais si le ventre et la hernie sont tellement douloureux qu'on ne puisse y toucher sans produire de vives souffrances, qu'il y ait en même temps nausées et vomissement, on donnera pour arrêter les accidents de l'étranglement Nux vomica d'abord, puis Opium, si le premier est insuffisant.

Sulfur acidum, Aurum, Veratrum. — Administrés successivement et alternés au besoin, guérissent souvent les hernies crurales et inguinales récentes.

Magnesia muriati, Nux vomica. — Sont indiqués contre les hernies scrotales.

Chamomilla veratrum. — Dans les hernies ombilicales des enfants.

HYDARTRE.

Définition. — Accumulation contre nature de synovie dans les capsules synoviales des articulations.

C'est surtout le genou, qui est fréquemment atteint de cette maladie, quoiqu'elle ne soit pas rare aux articulations du coude, du poignet, du pied et de l'épaule.

Causes. — Contusions, efforts violents, entorses négligées ou mal traitées, affection rhumatismale, froid humide, présence de corps étrangers, syphilis, scrofules.

Symptômes. — Tumeur molle avec fluctuation, sans changement de couleur à la peau, circonscrite par les ligaments capsulaires distendus, douleur peu sensible, gêne peu considérable des mouvements, à moins qu'elle n'ait acquis un grand volume, ou qu'il n'y ait concomitance de lésion des ligaments ou des capsules. La tumeur cède à la pression sans conserver l'impression du doigt; développement inégal; saillie plus grande là où les ligaments sont plus lâches. Ainsi au genou point de saillie vers le jarret; mais aux parties latérales, rotule soulevée. A l'articulation radio-carpienne, saillie en avant et en arrière du poignet; à l'épaule, développement plus remarquable en avant.

Le principal caractère de cette maladie c'est la fluctuation, qu'on distingue facilement en plaçant les doigts d'une main sur l'un des côtés de la tumeur, tandis qu'avec les doigts de l'autre main on presse légèrement la partie opposée.

TRAITEMENT.

Arnica et Rhus toxicod. — Combattront efficacement

l'hydartre survenue à la suite d'un effort violent, d'un coup, d'une entorse mal soignée.

ARNICA, SULFUR, CALCAREA, MERCURIUS, IODIUM, PULSATILLA. — Sont les médicaments de l'hydartre du genou.

SULFUR, MERCURIUS, RHUS. — Dans celle du coude.

CALCAREA, SULFUR, MERCURIUS et RHUS. — Contre l'hydartre de l'épaule et du poignet.

HYDROCÈLE.

DÉFINITION. — C'est 1° l'œdème des bourses ; 2° un amas de sérosité dans un ancien sac herniaire ; 3° des kistes développés le long des vaisseaux spermatiques ; 4° un épanchement de sérosité dans la tunique vaginale.

CAUSES. — Coups, froissements, développement spontané.

SYMPTÔMES. — L'œdème des bourses se remarque surtout dans la vieillesse, par suite d'anasarque, d'ascite, d'une irritation des bourses par les urines.

L'hydrocèle du sac herniaire se reconnaît facilement en ayant égard à la circonstance commémorative d'une ancienne hernie.

L'hydrocèle enkistée du cordon spermatique développée dans le tissu cellulaire qui entoure le cordon, se forme plus près de l'anneau que l'hydrocèle de la tunique vaginale.

Celle-ci peut être congéniale et accidentelle. Dans l'hydrocèle congéniale : communication de la tunique avec le péritoine, passage de la sérosité de l'abdomen dans la tunique vaginale, tumeur oblongue, transparente, fluctuation disparaissant par la compression.

L'hydrocèle vaginale est caractérisée par la tuméfaction du scrotum. Elle débute par la partie la plus déclive des bourses ; elle monte progressivement au-devant du cordon jusqu'au voisinage de l'anneau inguinal. Ses progrès sont lents ; forme oblongue, plus volumineuse inférieurement ; fluctuation sensible, transparence de la tumeur.

TRAITEMENT.

ARNICA. — A la suite de coups, de contusions (à l'intérieur et à l'extérieur.)

RHODODENDRON. — S'il y a gonflement transparent du scrotum, sensation d'écorchure entre les parties et les cuisses, douleurs contusives des testicules au toucher.

DIGITALIS. — Contre le gonflement des testicules accompagné d'une douleur de meurtrissure.

SILICEA. — Remédie au gonflement hydropique du scrotum avec sueur et prurit.

PULSATILLA. — Triomphe du gonflement hydropique du scrotum avec douleurs tractives et pressives jusqu'aux cuisses, rougeur, chaleur et prurit du scrotum.

HYDROCÉPHALE.

DÉFINITION. — Epanchement d'eau dans l'intérieur du crâne ou entre le cuir chevelu et les os.

Il y a donc l'hydrocéphale interne et l'hydrocéphale externe. Nous ne parlerons que de la première, qui est fréquemment une maladie que les enfants apportent en naissant.

SYMPTÔMES — Yeux grands, très-saillants, l'air hébété, tête d'un volume énorme, état comateux plus ou moins profond, dilatation constante de la pupille, insensibilité complète de cette dernière, fixité des yeux restant entre ouverts comme dans une sorte d'extase.

TRAITEMENT.

BELLADONA. — Est le premier remède à opposer à cette grave affection : il est indiqué par la somnolence, l'air d'hébétude, la fixité du regard, la dilatation et l'insensibilité des pupilles.

HYOSCIAMUS. — Si les yeux sont brillants et agités de mouvements convulsifs.

STRAMONIUM. — Si aux symptômes précédents il se joint un délire furieux.

HYDROPHOBIE (RAGE).

DÉFINITION. — Affection caractérisée par la contraction spasmodique du pharynx, l'horreur des liquides, des mouvements convulsifs, des accès de fureur et l'envie de mordre.

CAUSES. — *Hydrophobie spontanée.* — Écarts répétés de régime, usage intérieur de substances âcres et irritantes, travaux pénibles à l'ardeur du soleil, émotion, subites et profondes, emportements violents. — *Hydrophobie communiquée.* — Contagion par la salive, l'haleine d'un animal hydrophobe, virus rabique introduit par la morsure d'un animal enragé.

SYMPTÔMES. — Quelle que soit la cause, les symptômes sont à peu près les mêmes; cependant l'invasion de l'hydrophobie spontanée se manifeste peu de temps après l'action de la cause qui l'a produite, tandis que, autrement, il y a une période d'incubation de 30 à 40 jours. Il faut noter parmi les phénomènes précurseurs, la pusillanimité, l'inquiétude, le désir de la solitude, la perte d'appétit, un sommeil agité; la tuméfaction douloureuse des cicatrices. Puis se montrent une douleur de tête, un sentiment d'ardeur et de constriction à la gorge, la difficulté de la déglutition, une agitation continuelle, horreur des liquides, visage rouge, regard étonné, farouche, étincelant, respiration gênée, chaleur brûlante à l'épigastre, pouls dur et tendu, soif ardente, frémissement général, spasme des muscles de la face, resserrement douloureux du pharynx, dès qu'on approche une boisson ; fièvre, délire, salive écumeuse, souvent envie de mordre, grincement de dents.

TRAITEMENT.

Le premier préservatif de la rage sera BELLADONA, prise deux fois chaque jour pendant une semaine.

BELLADONA. — Dans la rage déclarée, est encore le premier remède à administrer, s'il y a envie inutile de dormir, soif vive avec horreur des liquides et impossibilité d'avaler, ardeur brûlante dans la gorge, face rouge, bouffie, yeux brillants, accès de suffocation à chaque effort que le malade fait pour avaler, envie de mordre, de cracher ou de s'enfuir.

HYOSCIAMUS. — S'il y a grande horreur des liquides avec impossibilité d'avaler, convulsions, perte de connaissance. Pendant les accès, sécrétion abondante de bave écumeuse, délire ; et, entre les accès, fureur avec envie de frapper et de tuer.

DATURA STRAMONIUM. — Contre fureur indomptable, cris perçants, délire, envie de mordre et de déchirer, convulsions violentes renouvelées à la vue d'une lumière vive, d'un liquide ou d'un miroir, bave écumeuse à la bouche, loquacité, chants, danses désordonnées, étouffement.

CANTHARIS. — S'il y a constriction douloureuse à la gorge, déglutition très-difficile, horreur des liquides, désirs vénériens, priapisme, convulsions excessives.

HYPOCONDRIE.

DÉFINITION. — Lésion des facultés intellectuelles et affectives, avec complication de la lésion des viscères abdominaux.

CAUSES. — Disposition particulière quelquefois héréditaire. Calme après une vie agitée, impressions vives, abus des narcotiques, passions tristes, suppression d'une évacuation habituelle.

SYMPTÔMES. — Palpitations, respiration difficile, bouffées de chaleur, céphalalgie, anxiété, inquiétude, tintements d'oreilles, vertiges, tristesse, inégalité d'humeur, défiance, terreurs, plaintes sur des maux imaginaires, diminution de l'appétit, nausées, crachottement, rapports acides, éructations, flatuosités, borborygmes, coliques ; après le repas, douleurs gravatives de l'estomac et des intestins, ventre tendu, avec pulsations irrégulières, urines limpides et abondantes,

TRAITEMENT.

NUX VOMICA. — Chez les sujets nerveux d'un caractère vif et irascible, menant une vie sédentaire, s'il y a trouble des fonctions digestives, douleur d'estomac, coliques, endolorissement des hypocondres, constipation, secousses dans les membres, dégoût de la vie et de tout mouvement, réveil le matin de bonne heure, époque ou les souffrances sont aggravées.

SULFUR. — S'il y a grande paresse morale, inquiétude sur sa santé, tête embarrassée avec méditation difficile, pression dans le creux de l'estomac, et l'épigastre, digestions pénibles, constipation, amaigrissement.

CONIUM. — Chez les sujets qui, par principe, se sont abstenus des plaisirs de l'amour, s'il y a tristesse, abattement moral, éloignement pour la société, dégoût de la vie.

AURUM. — S'il y a inaptitude aux travaux d'esprit, penchant au suicide, tristesse, envie de pleurer.

STAPHYSAGRIA.— Contre l'hypocondrie, suite d'onanisme ou de contrariété; dépit, indignation, chagrins concentrés. S'il y a humeur changeante, indifférence, tristesse, pleurs, désespoir de se guérir, inaptitude à la méditation.

CHINA. — Chez les personnes épuisées, contre idées fixes d'être malheureux, maux de têtes, digestion faible, mauvaise humeur, paresse et somnolence après le repas, sommeil non-réparateur, humeur irascible.

GRATIOLA. — Si tous les symptômes se manifestent du côté du ventre et de l'estomac, avec constipation.

NATRUM MURIATICUM.— S'il y a éloignement pour la

société, désespoir de se guérir, facilité à se mettre en colère, maux de têtes, faiblesse des digestions, aggravation de toutes les souffrances après le repas, constipation, gêne de la respiration.

STRAMONIUM. — Est indiqué par accablement physique et moral, mélancolie, découragement, pleurs, troubles digestifs, constipation, aggravation des souffrances par le repos, amélioration par la marche.

ZINCUM. — S'il y a idées fréquentes du suicide, trouble des organes digestifs, constipation, sommeil très-agité, grande surexcitation nerveuse.

HYSTÉRIE.

DÉFINITION. — C'est une névrose spéciale, intermittente apyrétique et convulsive.

CAUSES. — Influences morales diverses, désirs non-satisfaits, contrariété, chagrins, affections vives, frayeur, lectures, spectacles lascifs, abus du coït, suspension ou diminution des menstrues.

SYMPTÔMES. — 1re *Période.* Baillements, pendiculations, vertiges, pleurs et éclats de rire sans cause connue, sentiment d'une boule qui semble remonter de la matrice vers l'estomac, y développer un froid glacial ou une chaleur vive, s'élever ensuite vers la gorge et donner lieu à une sorte de strangulation ou d'étouffement, visage rouge ou décoloré, tension de l'abdomen, froid des extrémités.

2ᵉ *Période*. Mêmes symptômes, mais plus intenses, organe des sens obscurcis, faiblesse extrême du pouls, syncopes, salivation, palpitations, mouvements convulsifs ou raideur tétanique.

3ᵉ *Période*. Interruption presque entière de la respiration et de la circulation, pâleur générale, immobilité, insensibilité, état de mort apparente, pouvant se prolonger deux ou trois jours.

TRAITEMENT.

Conium. — Chez les filles ou les jeunes veuves, lorsqu'elles éprouvent des démangeaisons dans les parties génitales, externes et internes; et surtout s'il y a suppression des règles, flueurs blanches, brûlantes et corrosives, pleurs, étourdissements, céphalalgie, lassitude dans les membres, battement de cœur.

Aurum. — Contre mélancolie, tristesse, anxiété allant jusqu'à porter au suicide, envie irrésistible de pleurer, faiblesse de la mémoire, leucorrhée blanche, brûlement, picotement aux parties génitales externes.

Cocculus. — Est indiqué dans les crampes, les convulsions des membres et de tout le corps, avec réflexions tristes, peur de mourir, gêne de respiration, nausées jusqu'à faire perdre connaissance, douleurs crampoïdes dans le bas-ventre, pendant les règles.

Natrum muriaticum. — S'il y a faiblesse générale, paleur du visage, sommeil agité, rêves anxieux, avec pleurs, paroles pendant le sommeil, somnambulisme, accès d'évanouissement, douleurs élançantes dans un côté de la tête, retard ou suppression des règles.

Nux vomica. — Constriction à la gorge, constipation, tremblement des membres, irritabilité, prurit aux parties génitales, extase érotique facile, aggravation de tous les symptômes le matin, règles trop fréquentes et trop abondantes; tels sont les symptômes indiquant l'emploi de ce médicament.

Ignatia. — Si, par suite de chagrin ou d'un amour malheureux. il y a faiblesse avec accès d'évanouissemen!s, quelquefois très-prolongés et venant à des heures fixes, état de mort apparente.

Valeriana. — S'il y a céphalalgie lancinante, surtout au front, lassitude extrème, peur, désespoir, mobilité des idées, nausées, envies de vomir suivies de sensation de chaleur remontant de l'épigastre à la gorge.

Platina. — Contre exaltation de l'appétit vénérien, fourmillement voluptueux au moindre attouchement, oppression, battement de cœur, prurit aux parties génitales.

Moschus. — Est indiqué par exaltation de l'appétit vénérien, chatouillement dans les parties, constriction dans le larynx arrêtant la respiration, battement de cœur, obscurcissement de la vue, fixité du regard, évanouissement, pâleur de la face, mouvements convulsifs des membres, céphalalgie.

ASA FŒTIDA. — S'il y a sensation comme si une boule remontait du ventre dans la gorge, avec resserrement du cou, déterminant des envies de vomir et des efforts de déglutition.

NITRI ACIDUM. — Dans tristesse, faiblesse de la tête, tremblement de tout le corps; boule remontant du ventre à la gorge, gêne de respiration, irrégularité ou suppression des règles.

ICTÈRE (JAUNISSE).

DÉFINITION. — Maladie caractérisée par une coloration jaunâtre de la peau, générale ou partielle.

CAUSES. — Douleur physique violente, émotions morales, colère, frayeur, froid, chaleur intense.

SYMPTÔMES. — Conjonctives jaunes, plaques jaunâtres des tempes et des lèvres, des ailes du nez, du menton, des joues, des parties supérieures, et ensuite de tout le corps. L'ictère se limite quelquefois à une partie, la teinte varie du jaune clair au brun foncé; urines d'une couleur rouge foncé que l'acide nitrique fait passer à une nuance verdâtre; la chemise est tachée par l'urine; vers la fin on peut remarquer au fond du vase une couche comme huileuse à reflets métalliques, décolo-

ration des matières fécales, qui sont comme argileuses;
quelquefois aspect jaune des objets, augmentation du
volume du foie, nausées, vomissement, mouvement fébrile, douleur à l'hypocondre droit, dégoût, anorexie,
renvois acides.

TRAITEMENT.

CHINA. — S'il y a faiblesse, amertume de la bouche,
pression à l'estomac, vomissements, diarrhées, flatuosités.

MERCURIUS. — Quand le foie est douloureux, augmenté
de volume, et surtout après des fièvres coupées par de
fortes doses de CHINA.

CHAMOMILLA. — Si l'ictère a été causé par une colère,
un dépit ou un refroidissement, et qu'il y ait insomnie,
diarrhée, vomissement.

NUX VOMICA. — Dans l'ictère survenu à la suite de
colère, de dépit ou de refroidissement, si le malade est
irritable ou abuse des boissons alcooliques, s'il y a en
outre tremblement des membres, constipation.

IODIUM. — Lorsqu'il y a peau jaunâtre ou brunâtre,
maigreur, abattement, langue chargée, soif, nausées,
selles blanchâtres, urine jaune verdâtre.

METALLUM ALBUM. — Dans l'ictère chronique après
IODIUM.

DIGITALIS. — S'il y a vomissement, douleur au foie,

selles grisâtres, argileuses, urine épaisse, d'un brun jaune, envie continuelle de vomir, précipitation du pouls.

ICTÈRE DES NOUVEAU-NÉS.

Chez le nouveau-né, l'ictère peut être général ou partiel. La coloration jaune de l'ictère a été observée dans le cerveau, les poumons, le cœur, le canal intestinal, le tissu cellulaire et adipeux, soit d'une manière isolée, soit simultanément avec la peau. C'est surtout sur les téguments externes qu'on le remarque, et la teinte jaune succède ordinairement à la coloration rouge de la peau des nouveau-nés.

TRAITEMENT.

CHAMOMILLA. — Si l'affection provient d'un refroidissement occasionné par l'application de langes mouillés sur le corps de l'enfant.

MERCURIUS. — L'usage de ce médicament pourra, la plupart du temps, triompher à lui seul de cette maladie.

CHINA. — Devra seconder MERCURIUS en cas d'insuffisance de ce dernier.

IMPUISSANCE.

DÉFINITION. — Inaptitude à opérer une copulation fé-

condante par défaut de conditions physiques nécessaires
à la consommation régulière de l'acte vénérien.

TRAITEMENT.

Je ne m'occuperai ici que de l'impuissance par faiblesse ou imperfection des fonctions des organes de la
génération.

CALADIUM. — Dans le manque d'éjaculation pendant
le coït, ou dans l'absence d'érection par faiblesse des
organes génitaux.

CONIUM. — Dans 'impuissance par faute d'érection,
suite d'onanisme ou de privations des plaisirs vénériens.

LYCOPODIUM. — S'il y a absence de l'appétit vénérien
ou érection impossible.

SELENIUM. — Quand à l'écoulement de liqueur prostatique se joignent des pollutions et l'écoulement du
sperme goutte à goutte pendant le sommeil (sperme séreux et sans odeur).

SULFUR. — Trouve son emploi dans la faiblesse des
fonctions génitales (sperme aqueux).

AGNUS CASTUS. — Lorsqu'il y a absence complète d'appétit vénérien et d'érection.

INCONTINENCE D'URINE.

Définition. — Écoulement involontaire et non douloureux de l'urine par l'urètre.

On la distingue en complète et incomplète.

Celle qui est complète dépend de la paralysie du sphincter et de l'inertie du col, de la présence d'une pierre ou d'une tumeur dans la vessie, d'une susceptibilité congéniale, ce qui est fréquent chez les enfants.

L'inconvénient le plus sérieux de cette affection est de mouiller continuellement les vêtements, ce qui leur donne une odeur insupportable, nécessité incessante de lotions et de bains, précautions sans lesquelles un érysypèle pustuleux se manifeste sur les parties génitales et à la partie interne et supérieure des cuisses ; alors douleur âcre et cuisante de ces parties, excoriations, gerçures, épaississement du scrotum.

Les mêmes incommodités, mais à un moindre degré, tourmentent les personnes affectées d'incontinence in-complète d'urine.

Une incontinence dite nocturne affecte les enfants. On lui donne ce nom parce qu'elle ne se montre que pendant la nuit.

TRAITEMENT.

Sulfur. — Est le premier médicament à administrer aux enfants atteints d'incontinence nocturne d'urine.

16.

CINA. — Quand les enfants présentent des symptômes vermineux.

PULSATILLA. — Chez les jeunes filles mal réglées ainsi que les femmes enceintes, ou dans l'incontinence survenue à la suite d'un accouchement laborieux.

CAUSTICUM, RHUS TOXICOD., CARBO VEGETABILIS, BELLADONA, SILICEA. — Peuvent être pris en considération, si l'incontinence reconnaît pour cause la paralysie du sphincter et du col de la vessie.

INSOMNIE.

L'insomnie est l'impossibilité de dormir.

CAUSES. — Défaut d'exercice, usage des boissons chaudes, thé, café, excès fréquent de tous genres, contentions d'esprit, vives émotions morales, affections hystériques et hypocondriaques, abus de l'opium.

Que l'insomnie soit due à des excitations artificielles ou qu'elle reconnaisse pour cause un état organique du cerveau, elle a toujours des effets marqués quand elle se prolonge. Ainsi l'on voit survenir un état d'irritation, de susceptibilité nerveuse dans lequel toutes les sensations, toutes les émotions deviennent fatigantes et pénibles. De plus, susceptibilité extrême au froid, chaleur fébrile, tête embarrassée, sorte d'ivresse et d'agitation anxieuse, lassitude, diminution des forces, troubles divers de la digestion, gastralgie, dispepsie, inappétence, nutrition incomplète, amaigrissement, perte de la fraîcheur, détérioration de la constitution, chez les femmes état chlorotique.

TRAITEMENT.

ACONIT. — Guérit l'insomnie qui survient à la suite d'événements fâcheux.

COFFEA. — Dans l'insomnie causée par une trop vive satisfaction et contre celle de l'enfance surtout.

OPIUM. — Lorsqu'elle reconnaît pour cause un sentiment de frayeur et de terreur.

IGNATIA. — Dans l'insomnie qui succède au chagrin.

BELLADONA. — S'il y a angoisse, envie inutile de dormir, visions qui empêchent le sommeil.

MOSCHUS. — Chez les personnes sujettes aux surexcitations nerveuses.

NUX VOMICA. — Contre l'insomnie, chez un sujet atteint de gastralgie et de troubles digestifs.

SULFUR. — Si l'on avait abusé des préparations opiacées.

IRITIS.

Inflammation de l'iris.

CAUSES. — Changement brusque de température, influence du froid humide sur la tête, piqûres de l'iris.

Symptômes. — 1re *Période.* — Douleur vive s'irradiant dans l'orbite, au front et à la tempe, battement dans l'œil et distention de cet organe, lumière difficile à supporter, l'œil est comme frappé par des éclairs, ou l'éclat d'une bougie scintillante, photophobie et larmoiement, trouble de la vue, fièvre, soif, inappétence, insomnie; quelquefois pas de symptômes généraux.

2e *Période.* — Forme irrégulière de la pupille qui devient anguleuse et frangée, trouble des humeurs de l'œil; offrant dans leur milieu tantôt un nuage, tantôt un réseau, tantôt de petits points isolés. On croirait voir de petites ecchymoses sur l'iris qui prend une teinte terne. Diminution de la transparence de la cornée, douleur vive, s'irradiant dans la direction des rameaux du nerf facial et de la cinquième paire, augmentation de la photophobie et du larmoiement. C'est dans cette période que les symptômes généraux se montrent dans toute leur intensité.

Troisième période. — Irrégularité plus grande de la pupille; de petits filaments, comme des franges, se détachent de la circonférence pupillaire, et quelquefois même obstruent la pupille; dans le tissu de l'iris se forment de petits foyers de sang, de légers dépôts de lymphe plastique, ou de pus.

TRAITEMENT.

Aconit. — Lorsque l'iritis s'accompagne de fièvre.

BELLADONA. — Après l'action d'ACONIT dans la dilatation et l'immobilité de la pupille.

CINA. — Dans les mêmes circonstances que le précédent, et si, de plus, il existe une violente céphalalgie.

MERCURIUS. — Lorsque déjà la vue est très-affaiblie.

KÉRATITE.

Inflammation de la cornée.

CAUSES. — Intempéries de l'atmosphère, plaies, coups, brûlures, actions des corps étrangers, violences extérieures, action de l'air froid, de l'humidité sur les yeux, sur la tête, insolation, liquides malpropres introduits dans l'œil.

SYMPTÔMES. — Teinte opaline, ramollissement des lames de la cornée, qui devient saillante, perd de sa densité et de sa cohésion ; taches, nuages, brouillards, obscurcissement de la vue; la cornée s'infiltre de lymphe plastique. Si l'inflammation de la cornée est superficielle, et qu'elle se prolonge, la couche externe de la cornée se soulève sous forme de phlyctène, ou se détruit sur quelques points. On aperçoit une ou plusieurs dépressions à fond transparent.

Quand l'inflammation occupe les lames moyennes de la cornée, la rougeur est plus profonde, plus intense et plus limitée autour de l'iris. L'humeur aqueuse paraît légèrement rose; on aperçoit dans l'épaisseur de la cornée des plaques demi-opaques irrégulières.

L'inflammation gagne-t-elle la couche cornéale interne, il se forme un épanchement de lymphe dans la chambre antérieure. Si l'on parvient à vaincre l'inflammation de la cornée, avant qu'il se soit fait aucun dépôt, aucune infiltration, la vision se rétablit promptement. Dans le cas contraire, il peut survenir des accidents sérieux.

TRAITEMENT.

EUPHRASIA. — Sera le premier médicament à opposer à cette affection.

HEPAR SULFURIS, CALCAREA, SPIGELIA, SULFUR. — Seront souvent utiles après EUPHRASIA.

LARYNGITE.

Inflammation du larynx.

CAUSES. — Inspirations de vapeurs irritantes, air très-chaud ou très-froid, course à cheval, en voiture découverte dans une direction opposée au vent, exposition du cou à une température froide, cris, déclamation, exercice forcé de la voix.

SYMPTÔMES. — Si elle est légère, peu de symptômes généraux. Voix rauque, voilée, simple enrouement sans douleur. Si elle est intense, malaise général, frisson suivi de fièvre, altération du timbre de la voix, douleur au larynx, augmentée par la parole, la toux et la pression sur le devant du cou; puis, suppression de la voix, toux sèche, incommode, pénible quelquefois; convulsions, efforts pour rejeter des matières qui semblent arrêtées dans le larynx, inspiration difficile et sifflante, respiration gênée, déglutition douloureuse, rejet d'un liquide tenace, écumeux; rougeur vive de la muqueuse épiglottique, quelquefois accès de suffocation et dyspnée considérable, fièvre intense, élévation de la température, rougeur de la face, anxiété.

TRAITEMENT.

ACONIT. — Suffira, si l'affection est légère, et se trahit par les symptômes suivants : fièvre, raucité de la voix, enrouement, toux sèche; mais si la laryngite est intense, il faudra recourir aux moyens ci-dessous, dès que ce médicament aura cessé d'être utile.

IPÉCA. — Est indiqué s'il y a respiration anxieuse très-gênée, irrégulière, avec impossibilité de rejeter les mucosités qui obstruent les bronches, faiblesse et petitesse du pouls, abattement considérable.

SAMBUCUS. — Lorsque les symptômes précédents sont accompagnés de toux suffocante par accès, respiration sifflante succédant à des accès de suffocation.

SPONGIA. — Contre enrouement, toux sèche, creuse,

aboyante, avec respiration sifflante, et douleur dans le larynx au toucher.

LARYNGITE CHRONIQUE

PHTHISIE LARYNGÉE.

CAUSES. — Phthisie pulmonaire, syphilis constitutionnelle, abus du mercure, poussières irritantes, disparition d'un exanthème cutané, excès de voix chez les chanteurs, les prédicateurs, corps étrangers, masturbation, abus du coït, liqueurs alcooliques, vicissitudes atmosphériques.

SYMPTÔMES. — 1re *période*. — Douleur à la partie antérieure du cou, gêne, picotement, prurit, sentiment de sécheresse, de chaleur, de cuisson. La douleur est augmentée par la respiration, la parole et la déglutition, voix altérée, enrouement qu'augmente l'exercice ou une variation de température amenée par le passage du froid au chaud. Cet enrouement est surtout considérable le soir ; il diminue après le repas : toux incessante, pénible ou facile, sèche ou suivie d'expectoration de matières muqueuses. La déglutition ordinairement peu gênée au début devient plus tard très-difficile, même impossible quelquefois. Gonflement sensible de la région antérieure du cou par le toucher. Crépitation que produit le frottement des cartilages malades.

2e période. — Voix plus altérée, plus rauque, caverneuse, quelquefois aphonie, exagération de la douleur et de la difficulté de la déglutition, rejet des boissons ou du bol alimentaire, suffocation, dyspnée extrême ; anhélation, inspiration bruyante plus difficile que l'expiration. La mort peut survenir par asphyxie ; amaigrissement, altération des traits, pâleur des téguments, œdème des extrémités, diminution des forces, diarrhée opiniâtre, sueurs nocturnes, consomption.

TRAITEMENT.

IODIUM. — Dans la première période, lorsqu'il existe constriction permanente dans la gorge, sensation de brûlure et de grattement dans cette partie, gêne douloureuse de la déglutition et de la respiration, enrouement et fourmillement dans la gorge, toux sèche surtout le matin.

SPONGIA. — Sera indiqué par enrouement, pression douloureuse dans la région du larynx ; en tournant la tête, sensation d'obturation du larynx, âpreté, sécheresse de la gorge, toux avec expectoration de mucosités visqueuses jaunâtres.

HEPAR SULFURIS. — S'il y a accès de toux suffocante, sèche, le soir et la nuit, et le jour avec expectoration de mucosités, parfois même de sang.

ARGENTUM. — Chez les prédicateurs et les avocats. Douleur d'excoriation dans le larynx en toussant ; accès

de toux avec expectoration facile de mucosités blanchâtres.

Drosera. — Quand il y a enrouement et voix très-
basse, douleur dans la trachée-artère et la poitrine,
fourmillement, âpreté, grattement au fond du gosier,
toux avec vomissements des aliments et expectoration
de matières purulentes.

Causticum. — Quand il y a aphonie, toux excitée par
un chatouillement et une sensation d'excoriation dans
la gorge ; sensation de gonflement du gosier, amaigris-
ment.

Calcarea carbonica, Carbo vegetabilis, Phosphorus,
Manganum. — Seront employés en cas d'insuffisance des
médicaments précédents.

LÉTHARGIE.

Définition. — État dans lequel les fonctions et les
propriétés vitales sont suspendues et affaiblies au point
de simuler la mort.

Dans cet état, la vie échappe aux sens des personnes
étrangères à la connaissance des phénomènes organiques ; le jeu des organes peut se rétablir, ou bien cet
état n'est que le passage de l'existence au trépas. Dans
la léthargie, image assez fidèle de la mort, la vie animale est suspendue, mais la vie organique n'est pas
éteinte.

Pour distinguer la léthargie de la mort, il faut ne pas perdre de vue la maladie qui a précédé. En effet, la léthargie se remarque volontiers dans l'apoplexie, l'asphyxie, les affections nerveuses, les hémorragies, la strangulation, la submersion et la syncope ; celle-ci surtout produit merveilleusement les apparences de la léthargie. Sentiment, mouvement, respiration, circulation, tout a disparu ; extinction de la chaleur, décoloration de la peau ; mais la souplesse des muscles est conservée, les membres sont flexibles, la pâleur n'est pas terne ; il n'y a pas décomposition des traits du visage.

TRAITEMENT.

IGNATIA, OPIUM. — Seront après le magnétisme et l'électricité, les remèdes à employer dans cette affection, ainsi que dans toutes celles où le malade n'a plus sa connaissance.

On déposera sur la langue une goutte ou gros comme un grain de blé du médicament, suivant qu'il sera liquide ou solide.

LACHESIS. — Si surtout l'apoplexie a précédé cette affection.

LAUROCERASUS. — Quand la léthargie succède à une syncope.

IGNATIA. — Chez les personnes hystériques après un chagrin ou un dépit concentré.

CHAMOMILLA. — Si la léthargie est la suite d'une colère.

ACONIT. — Chez les personnes pléthoriques après une grande frayeur.

LEUCORRHÉE (FLUEURS BLANCHES).

DÉFINITION. — C'est un écoulement muqueux par les parties génitales de la femme.

CAUSES. — Abus du coït, des injections, masturbation, déplacement de l'utérus, débilité générale, vie oisive, sédentaire, usage des chaufferettes.

SYMPTÔMES. — Les symptômes précurseurs sont des douleurs sourdes, une pesanteur à la région hypogastrique et aux reins; dégoûts, lassitudes, démangeaison incommode dans le vagin, fluide muqueux peu foncé en couleur; les douleurs se propagent de l'hypogastre aux hanches, à la partie supérieure et interne des cuisses; titillation dans le vagin, besoins fréquents d'uriner, cuissons, chaleur et tension dans la partie; l'écoulement, qui d'abord était séreux, peut devenir jaune, vert, laiteux, liquide ou épais, pruriant, corrosif ou sans douleur.

TRAITEMENT.

CANTHARIS. — Au début de l'affection, s'il y a émission d'urines cuisantes, difficiles, très-douloureuses et même impossibles.

PULSATILLA. — Si la leucorrhée est épaisse, verte ou laiteuse, causant une sensation de brûlure avec frissons continuels, tristesse, abattement, douleurs de reins, coliques, règles irrégulières ou diminuées.

MERCURIUS. — Est indiqué par le gonflement et le prurit des grandes lèvres, la sensibilité et l'inflammation des parties génitales externes, et par la couleur verdâtre d'un écoulement purulent et corrosif.

SEPIA. — Quand l'écoulement jaune ou verdâtre et quelquefois fétide existe avec ou sans élancements dans les organes génitaux, et courbature dans les membres à l'époque des règles.

NITRI ACIDUM. — Si la leucorrhée brune ou sanguinolente est rougeâtre et fétide.

CALCAREA. — Dans la leucorrhée muqueuse, purulente ou laiteuse, se manifestant surtout avant les règles avec brûlure et démangeaisons (chez les femmes ayant les règles en avance).

BOVISTA. — Dans l'écoulement âcre et corrosif de mucosités visqueuses, verdâtres ou jaunes.

SILICEA. — La leucorrhée étant âcre et corrosive, laiteuse ou sanguinolente.

SULFUR. — Réussit contre la leucorrhée jaunâtre muqueuse, quelquefois rongeante et précédée de coliques.

NATRUM MURIATICUM. — S'il y a écoulement de mucosités épaisses, jaunâtres ou blanchâtres, avec coliques
et troubles digestifs.

KREOSOTA. — Contre flueurs blanches, jaunes ou sanguinolentes, fétides ou rougeâtres, suivies d'épuisement
et de fatigue dans les membres, douleurs dans les parties génitales externes.

CHINA. — Chez les femmes déjà affaiblies, présentant
un écoulement pruriant et fétide de mucosités sanguinolentes ; grande faiblesse de la digestion.

LUMBAGO.

On a désigné sous ce nom presque toutes les affections qui produisent une douleur aux lombes. Il faudrait
réserver ce nom au lumbago siégeant sur les muscles
des gouttières lombaires.

CAUSES. — Cette maladie est très-commune et reconnaît pour causes un effort brusque et violent, une fatigue produite par de lourds fardeaux, la rupture de
quelques fibres musculaires, le refroidissement, le corps
étant en sueur, les excès vénériens.

SYMPTÔMES. — Douleur ordinairement vive, déchirante : elle occupe les gouttières lombaires, les masses
musculaires vertébrales d'un seul ou des deux côtés. La
flexion et l'extension du tronc l'exaspèrent.

Si le lumbago est peu intense, la marche est possible, mais pénible ; les malades sont obligés de transporter leur corps tout d'une pièce, pour éviter la contraction des muscles malades.

Si le lumbago est intense, nécessité de garder le lit et le repos dans une immobilité complète ; fièvre, chaleur à la peau, céphalalgie, agitation, insomnie.

TRAITEMENT.

RHUS TOXICOD. — Si le lumbago a été causé par un effort, une fatigue produite par de lourds fardeaux, la rupture de quelques fibres musculaires.

ARNICA. — En cas d'insuffisance de RHUS TOXICOD, dans le lumbago qui reconnaît les mêmes causes.

NUX VOMICA. — S'il est causé par un refroidissement et qu'il y ait élancements violents dans les reins avec raideur et faiblesse des extrémités inférieures.

BRYONIA. — Si, par suite de refroidissement, il y a douleur intense, impossibilité du mouvement, fièvre, chaleur à la peau, céphalalgie, agitation, insomnie, aggravation par le moindre mouvement.

CHINA. — Sera très-utile dans le lumbago par excès vénériens, si surtout il y a élancements, tiraillements dans les reins avec secousses douloureuses dans le sacrum ; aggravation à la marche, faiblesse générale.

MASTURBATION.

C'est une pratique malheureusement trop répandue chez les enfants et les adolescents des deux sexes, et même aux autres époques de la vie. Les mères se font illusion sur l'innocence de leurs enfants. Les sujets adonnés à la masturbation mentent avec obstination, si on ne les prend sur le fait, ou si le dépérissement de la santé ne leur inspire la crainte de la mort. Ses effets ordinaires sont : la maigreur, la pâleur de la face, l'inaptitude au travail, la susceptibilité nerveuse, les palpitations, les étouffements, la mélancolie, la recherche de la solitude, la céphalalgie, la gastralgie.

A un degré plus avancé : langueur générale, intelligence affaissée, mémoire affaiblie, vertiges, cercle livide des yeux, dilatation des pupilles, sommeil troublé par des rêves voluptueux, des érections et des pollutions nocturnes, syncopes, flaccidité de la verge chez l'homme ; irritation du clitoris et du vagin chez la femme, flueurs blanches.

TRAITEMENT.

CALCAREA. — S'il y a maigreur, pâleur de la face, inaptitude au travail, mélancolie, gastralgie, recherche de la solitude.

NUX VOMICA. — S'il y a vertiges, cercles livides des

yeux, dilatation des pupilles, syncopes, irritabilité, rêves voluptueux, érections, pollutions.

PHOSPHOR. ACID. — Quand il y a langueur générale, intelligence affaissée, pollutions fréquentes, très-débilitantes.

STAPHYSAGRIA. — Lorsqu'il y a grande faiblesse de mémoire, intelligence tellement obtuse que le malade ne peut se livrer à aucun travail d'esprit, mauvaise humeur, tristesse.

CHINA. — Contre la faiblesse générale.

CONIUM. — Chez la femme.

MÉNINGITE (FIÈVRE CÉRÉBRALE).

DÉFINITION. — Inflammation isolée ou multiple des diverses enveloppes du cerveau.

CAUSES. — Plaies de tête, fractures du crâne, grands ébranlements, exposition aux rayons solaires, enfance, travaux de l'esprit, émotions vives, abus des alcooliques, syphilis.

SYMPTÔMES. — *Première période.*— Céphalalgie violente, occupant une partie ou toute la tête, sensibilité très-vive des organes des sens, insomnie complète, délire, tantôt léger, calme, tranquille, simples rêvasseries, tantôt bruyant, agité, avec vociférations ; les malades ne connaissent personne, désordre du mouvement, agitation continuelle, mouvements convulsifs dans une ou plusieurs parties, soubresauts des tendons.

Deuxième période. — Collapsus, résolution partielle ou générale des membres, assoupissement plus ou moins profond, insensibilité, apathie, indifférence complète, coma, la pupille ne se contracte plus, inspirations rares, pénibles, suspirieuses, peau cyanosée, refroidissement de la face et des extrémités, écume, bronchique, asphyxie.

État fébrile non constant, soif vive, gencives congestionnées et saignantes, langue rouge et sèche ; vomissement depuis le début jusqu'à la fin de la maladie.

Même traitement que pour l'ENCÉPHALITE (Page 121).

MENTAGRE.

Maladie caractérisée par une éruption occupant ordinairement le menton, consistant en petites pustules acuminées, et plus tard en engorgements tuberculeux.

SIGNES. — Aux points où il y a de la barbe se montrent de petits boutons, disparaissant rapidement, se succédant à de longs intervalles, puis ils sont remplacés par une petite pustule acuminée et douloureuse. Son siége de prédilection est le menton, la lèvre supérieure, les bords maxillaires. Cette pustule dure trois à quatre jours, et est remplacée par une croûte qui disparaît sans laisser de trace ; une autre pustule reparaît bientôt, parcourant les mêmes phases, puis surviennent des pustules en grand nombre, avec tension douloureuse et rougeur des tissus. On voit des groupes de deux, trois, quatre pustules acuminées, souvent légèrement indurées à leur base ; puis, croûtes épaisses, noirâtres, peu adhérentes ; après leur chute, nouvelles pustules à leur place, et alors se montrent des engorgements tuberculeux secondaires, qui, sous l'influence de l'inflammation, finissent par former de véritables nodosités, devenant même difformes. Alors physionomie particulière du malade, en raison des bosselures, siégeant au menton, et ressemblant quelquefois à des cerises.

TRAITEMENT.

MERCURIUS CORROSIVUS. — Est le plus puissant des médicaments à opposer à cette affection.

KREOSOTA, THUYA, GRAPHÍTES. — Devront suivre son usage lorsqu'il sera insuffisant, pour triompher à lui seul de cette affection.

MÉTRITE.

DÉFINITION. — C'est l'inflammation de la matrice.

CAUSES. — Abus des plaisirs de l'amour, suppression subite des lochies, des menstrues, des flueurs blanches, présence des pessaires, manœuvres imprudentes pendant l'accouchement ; usage des abortifs , impression subite du froid sur la vulve et l'utérus, coups sur le bas-ventre, blessures de la matrice.

Symptômes. — Douleur et tension à la région hypogastrique ; la moindre pression est insupportable, sentiment d'ardeur qui se propage à la partie supérieure des cuisses, aux aines, au périnée, à la vulve, aux lombes ; on exaspère les douleurs en portant le doigt sur le col utérin ; l'utérus semble arraché, fièvre, vomissement, mamelles douloureuses, convulsions, délire plus ou moins intense, quelquefois col de la matrice dur, volumineux, très-sensible, et le fond forme une tumeur douloureuse dans la région sous-pubienne, strangurie ou dysurie, ténesme ou constipation, suivant que l'inflammation occupe le col, le fond, la face antérieure ou postérieure de la matrice.

TRAITEMENT.

Aconit. — Contre les symptômes fébriles suivants : pouls fréquent, dur, grande chaleur à la peau, soif vive, agitation.

Nux vomica. — S'il y a pression douloureuse au-dessus du pubis, augmentée par le toucher, douleur au bas des reins, constipation , urines difficiles ou cuisantes, douleur de meurtrissure dans le bas-ventre en toussant. (Exacerbation le matin).

Belladona. — S'il y a pression douloureuse sur les

parties génitales, comme si tout allait sortir par en bas, douleur brûlante au-dessus du pubis et de brisure aux lombes, élancements dans l'articulation coxo-fémorale, suppression des lochies.

CHAMOMILLA. — Dans la métrite causée par de vives contrariétés, surtout à la suite de l'accouchement.

ARNICA. — Quant la métrite reconnaît pour cause des coups sur le bas-ventre, des manœuvres imprudentes pendant l'accouchement ou la présence d'un pessaire.

MERCURIUS. — S'il y a douleurs élançantes, pressives dans la matrice, fièvre sans chaleur, mais avec frissons et sueurs abondantes.

MÉTRORRAGIE.

DÉFINITION. — Écoulement de sang hors des vaisseaux utérins excédant les bornes de la menstruation.

CAUSES. — Usage des chauffrettes, abus des boissons excitantes, des emménagogues, des bains chauds, exercices violents, secousses très-fortes imprimées au corps, danse, équitation, efforts pour soulever de lourds fardeaux, chute sur les pieds, les genoux ou les fesses, passions vives, excitants appliqués aux parties génitales, avortement.

SYMPTÔMES PRÉCURSEURS. — Malaise, coliques, gonflement des mamelles, tension des hypocondres, sen-

timent de plénitude, de pesanteur, de chaleur dans la
région du sacrum et à l'hypogastre, constipation, lassitudes, fréquence du pouls, face pâle, membres refroidis,
prurit aux parties génitales.

SYMPTÔMES CONFIRMÉS. — Écoulement de sang plus
ou moins considérable ; s'il est abondant, sentiment de
défaillance, pâleur excessive des lèvres et du visage,
petitesse du pouls, vue obscurcie, tintements d'oreilles,
ouïe obtuse, respiration embarrassée, stertoreuse, lipothymie, convulsions. Le symptôme le plus ordinaire est
une douleur de tête à la région occipitale. Quand l'hémorragie se renouvelle souvent, perte de l'appétit, dérangement des digestions, douleur gravative à l'estomac,
langueur, faiblesse extrême ; cercle livide autour des
yeux, pieds et jambes gonflés surtout le soir.

TRAITEMENT.

ARNICA. — Dans la métrorragie par cause traumatique.

CINNAMOMUM. — Quand, à la suite d'un effort quelconque, il se déclare un écoulement de sang accompagné
de désirs vénériens.

CROCUS. — Est indiqué par les symptômes suivants :
écoulement de sang noir en caillots, sensation comme
s'il y avait dans le ventre quelque chose de vivant.
Grande faiblesse, défaillance, tristesse, couleur terreuse de la face.

BELLADONA. — Lorsqu'il y a écoulement d'un sang rouge, clair, avec sortie de caillots fétides, étourdissement, mal de tête, pression sur les parties génitales.

CHAMOMILLA. — S'il existe un écoulement de sang rouge foncé avec sortie de caillots, douleurs comme pour l'enfantement, accès de défaillance.

CHINA. — Convient à la femme déjà très-affaiblie, s'il y a pâleur de la face, froid des extrémités, douleurs vives dans la matrice, coliques, envies fréquentes et presque inutiles d'uriner, écoulements sanguinolents avec caillots de sang ou de pus fétide.

IPECACUHANA. — Dans la grossesse avec écoulement abondant d'un sang rouge clair avec coliques, pesanteur sur le rectum et la matrice, frissons, envie de vomir, grande faiblesse.

SECALE CORNUTUM. — Convient après l'accouchement ou l'avortement, si la métrorragie est caractérisée par les symptômes suivants : écoulement, surtout au mouvement, d'un sang noir, liquide, avec coliques, faiblesse extrême, teint terreux, froid du corps, petitesse du pouls, peur de mourir.

SABINA. — Est indiqué par l'écoulement d'un sang caillé noir ou rouge, avec coliques, douleurs dans les reins et les aines comme pour accoucher, souffrances dans les membres, grande faiblesse.

FERRUM. — Contre écoulement abondant de sang coagulé, noir, céphalalgie, vertiges, face rouge, pouls plein et dur.

PULSATILLA. — Dans la métrorragie de la grossesse ou de l'âge critique.

MIGRAINE.

La migraine se distingue par son siége, la nature de la douleur, la périodicité des accès.

CAUSES. — Excès d'électricité atmosphérique, jeûnes prolongés, boissons fermentées, aliments indigestes, travail intellectuel longtemps continué, constipation.

SYMPTÔMES. — 1re *période*. Tristesse, malaise, morosité, envies de vomir, bâillements, pandiculation, répugnance pour les aliments, refroidissement des pieds, illusions visuelles, teintes, reflets lumineux, inquiétude, anxiété, pâleur de la face, besoin de la solitude.

2e *période*. Douleur augmentée par le moindre bruit. Le cuir chevelu semble tuméfié ; les artères temporales battent avec force, dureté et force du pouls, exaltation de la sensibilité générale, vomissements de matières bilieuses. Quelquefois une douleur atroce part du fond de l'orbite : il y a des spasmes convulsifs des muscles de la face, des fourmillements dans le côté du corps correspondant ou opposé à l'hémicranie. Cette maladie débute ordinairement vers la puberté ; les accès d'une durée moyenne de dix heures s'affaiblissent et disparaissent même dans la vieillesse. Chez les femmes, ils semblent coïncider avec l'époque des règles ; chez l'homme ils se montrent souvent à intervalles réguliers.

TRAITEMENT.

Nux vomica. — Est le premier médicament à opposer à la migraine. Les signes qui en recommandent l'emploi sont : douleurs déchirantes, tractives ou élançantes dans un côté de la tête jusqu'à l'œil, apparaissant périodiquement à la même heure, le matin, avec nausées, vomissements, bourdonnements d'oreilles, aggravation par la méditation, le mouvement, le vin et le café.

Sepia. — Après Nux vomica et dans les mêmes circonstances que ce dernier.

Calcarea, Pulsatilla, Lycopodium et Silicea.—Méritent aussi d'être pris en considération.

MILIAIRE.

Définition. — Eruption de petits boutons comme des grains de millet.

Causes. — Temps froids et humides, pays bas et marécageux, usage de substances échauffantes et sudorifiques, sueurs aigres ou continues pendant plusieurs jours, état post-puerpéral.

18.

Symptômes. — Petites taches rouges apparaissant d'abord au cou, sur le devant de la poitrine, sur le ventre et les cuisses. A leur centre paraît un petit point saillant, rouge, se changeant bientôt en une vésicule transparente qu'on distingue plutôt au toucher qu'à la vue.

Si la sérosité présente une coloration rougeâtre, c'est la miliaire rouge ; si, au contraire, la vésicule se montre avec une coloration blanchâtre, c'est la miliaire blanche. Le moindre frottement suffit pour déchirer les vésicules, qui sont remplacées par des pellicules sèches ou des croûtes qui forment des aspérités sur la peau ; démangeaisons vives, sueurs aigres.

TRAITEMENT.

Aconit. — S'il y a forte chaleur, fièvre intense, agitation, soif vive.

Bryonia. — Chez les femmes en couche ou les nourrissons, surtout les fonctions digestives étant troublées.

Ipeca. — Dans les mêmes circonstances que Bryonia, quand les nausées et les vomissements ont précédé l'apparition de la miliaire.

Metallum album. — Contre la miliaire blanche.

MUGUET.

Définition. — C'est une affection de la bouche caractérisée par une exsudation blanche.

Causes. — Fréquent chez les enfants à la mamelle et surtout dans les deux premiers mois de la vie. Constitution affaiblie, temps humides, air vicié par les émanations que répandent les couches imprégnées de matières fécales et d'urine, agglomération de nouveau-nés.

Symptômes. — 1re *période*. — Gonflement de l'extrémité et du bord de la langue, rougeur plus ou moins étendue, développement des pupilles, saillantes et rouges, bouche sèche, chaude, succion douloureuse, souvent impossible, déglutition difficile, picotement douloureux de la langue.

2e *période* — Petits points demi-transparents, puis d'un blanc mat vers l'extrémité et le milieu de la langue, à la partie interne des lèvres ; bientôt réunion de ces points, plaques irrégulières blanches comme une exsudation crémeuse, elles gagnent la partie interne des joues, les gencives, la voûte palatine, les piliers du voile du palais. Le muguet blanc au début prend une teinte jaune à la fin ; quand le muguet est très-abondant et que l'exsudation recouvre toute la muqueuse buccale, il s'accompagne d'une gêne considérable ; fièvre plus ou moins intense, diarrhée, météorisme, coliques, vomissements.

TRAITEMENT.

MERCURIUS. — Suffira souvent à lui seul pour guérir le muguet.

BORAX. — Dans le cas d'insuffisance du précédent, si les urines deviennent fétides.

NUX VOMICA. — S'il y avait constipation, surexcitation de tout le système nerveux, secousse des membres supérieurs.

MYÉLITE.

DÉFINITION. — C'est l'inflammation du tissu propre de la moelle rachidienne.

CAUSES. — Efforts, chutes, coups, fractures et déplacement des vertèbres, carie, scrofules, compression de la moelle, froid, excès vénériens, marches forcées.

SYMPTÔMES. — Douleur au niveau du point qui répond à la partie enflammée, la pression sur l'épine développe la douleur. Quand elle n'est pas spontanée, motilité et sensibilité troublées dans les parties. Au-dessous des points malades, suivant la hauteur que l'inflammation occupe, les viscères abdominaux, les viscères de la poitrine, les membres supérieurs enfin, subissent l'influence de la maladie.

Dans les membres inférieurs, picotement, fourmillement, engourdissement, crampes, difficulté de marcher,
puis paraplégie, anesthésie plus ou moins remarquable.
Dans le ventre, trouble des fonctions digestives, paralysie plus ou moins complète de la vessie et du rectum,
ou bien évacuations involontaires, urines bourbeuses,
douleurs abdominales.

Dans la poitrine, douleurs plus ou moins vives, dyspnée, asphyxie, battements tumultueux du cœur.

Dans la région cervicale, mêmes symptômes que dans
les membres inférieurs, gêne de la déglutition, sensation d'un corps étranger dans les voies respiratoires, de
plus phénomènes généraux.

TRAITEMENT.

Aconit. — Sera toujours indiqué au début du traitement, s'il y a fièvre intense.

Bryonia, Rhus, Cocculus. — Répondront à l'inflammation occupant la partie inférieure de la colonne vertébrale.

Nux vomica, Veratrum dulcamara. — Si les troubles
se manifestent du côté du ventre, de la vessie et du
rectum.

Digitalis, Metallum album. — Quand c'est la partie
qui correspond à la poitrine et qu'il y a dyspnée, asphyxie, battements tumultueux du cœur.

Belladona. — Si l'inflammation occupe la région

cervicale, avec fourmillements, engourdissement, crampes et paralysie des membres supérieurs, et qu'à ces symptômes se joint de la gêne dans la respiration.

NÉPHRITE.

DÉFINITION. — C'est l'inflammation des reins.

CAUSES. — Vie inactive, tempérament sanguin, excès de table, abus des diurétiques violents, équitation forcée, cahot des voitures, contusion ou plaie vers la région lombaire, présence de calculs rénaux, vers dans les reins, cantharides, suppression brusque de la transpiration.

SYMPTÔMES. — Légère tension, ardeur, sentiment de pesanteur vers la région des reins, urine rare, frissons accompagnés de froid des extrémités, douleur pongitive, gravative, profonde dans l'un ou les deux reins, s'étendant vers l'aine, suppression de l'urine ou bien elle est aqueuse, muqueuse, sanguinolente, dépôt abondant, fréquente et inutile envie d'uriner. Agitation, coliques, nausées, vomissements, rétraction du testicule, engourdissement de la cuisse et de la jambe du même côté.

Dans la néphrite calculeuse, outre ces symptômes : dysurie, sentiment d'ardeur en urinant, le liquide dépose du sable et du gravier, douleur rénale cessant par intervalle, devenant plus aiguë toutes les fois qu'un mouvement change la place des calculs.

TRAITEMENT.

Nux vomica. — Si l'inflammation survient après la suppression des hémorroïdes, ou qu'elle est due à la présence de calculs dans les reins, avec tension, chaleur et brûlement à la région lombaire.

Belladona. — Quand il y a élancements, brûlements dans les reins, les urétères et la vessie, urine rare et rouge.

Cannabis. — Lorsqu'il y a douleurs tractives dans les reins jusqu'aux aines, accompagnées d'anxiété, d'émission d'urine douloureuse, fréquente et peu abondante.

Cantharis. — S'il y a douleurs très-vives, lancinantes, augmentant par le mouvement avec fréquents besoins d'uriner, urines mêlées de sang, venant goutte à goutte avec brûlement insupportable dans le méat urinaire.

NÉVRALGIES.

Définition. — Affections douloureuses, locales, sans fièvre et sans inflammation.

Causes. — Froid, suppression d'un exanthème ou d'une hémorragie habituelle, lésion, contusion, compression d'un nerf.

Symptômes communs. — Douleur vive, lancinante avec

pulsations, tiraillements, élancements, torpeur et formication, cessation et retour des accès ; la douleur par-
court tout le trajet du nerf et s'irradie dans ses ramifi-
cations, spasme, mouvements convulsifs, pulsations des
artères voisines, tuméfaction des veines.

SYMPTÔMES PARTICULIERS. — Névralgie faciale. Deux
espèces de douleurs : l'une fixe, contusive, l'autre lancinante. La première est disséminée dans divers points
des trois principales branches ; ce sont là des foyers de
douleur qui caractérisent la névralgie, c'est là que la
pression provoque la douleur, c'est de là que partent
des élancements violents, revenant à des intervalles variables, suivant ordinairement le trajet du nerf. Quelquefois chaleur brûlante, douleur déchirante, tension,
arrachement ; d'autres fois étincelle électrique, larmoiement, rougeur de l'œil, bourdonnements, sifflements d'oreilles, odontalgie, contorsions, spasmes très-
douloureux.

SYMPTÔMES PARTICULIERS A LA SCIATIQUE. — La douleur part du grand nerf sciatique et se répand dans ses
rameaux, type continu, puis intermittant, périodes irrégulières. Le mal débute par la partie supérieure du
nerf, puis suivant son trajet sur le bord péronier de la
jambe jusqu'au dos du pied.

TRAITEMENT.

Névralgies en général.

Si les névralgies sont causées par des violences extérieures, ARNICA, CONIUM, CALENDULA devront être mis en usage.

DULCAMARA, RHUS TOXICOD. CHAMOMILLA. — Contre celles qui sont provoquées par un refroidissement.

IGNATIA, BELLADONA, STRAMONIUM. — Contre celles qui sont causées par des émotions morales vives, telles que la frayeur, le chagrin.

TRAITEMENT DE LA NÉVRALGIE FACIALE.

ACONIT. — S'il y a douleurs semi-latérales, lancinantes, continues, gonflement de la région malade, fièvre.

BELLADONA. — S'il y a douleurs déchirantes, élançantes aux pommettes et aux os du nez, seulement d'un côté, augmentées par le moindre attouchement et surtout s'il existe un resserrement spasmodique dans la mâchoire, roideur de la nuque.

CHINA. — Dans les mêmes circonstances que BELLADONA, moins le resserrement des mâchoires et la raideur du cou.

METALLUM ALBUM. — Si les douleurs siégent d'un seul côté, autour des yeux, et qu'elles soient brûlantes, élançantes, insupportables et périodiques.

STAPHYSAGRIA. — S'il y a douleurs pulsatives, élançantes, déchirantes, semi-latérales, brûlantes, tractives, avec pleurs.

Spigelia. — Contre douleurs vives dans l'œil, les pommettes. Le contact et le mouvement provoquent des brûlements, des déchirements et des élancements. (Affection toujours semi-latérale et périodique).

Hepar sulfuris. — Si les douleurs déchirantes et tractives se propagent des joues aux tempes et aux oreilles et s'aggravent par le toucher.

Colocynthis. — Si l'affection a été causée par l'indignation, la mortification, et si les douleurs sont brûlantes et lancinantes.

TRAITEMENT DE LA SCIATIQUE.

Chamomilla. — Dans les douleurs tractives et paralytiques, depuis la hanche jusqu'au pied, surtout la nuit, avec crampes aux mollets.

Colocynthis. — S'il y a élancements, douleur serrante et crampoïde, depuis la hanche jusqu'au pied ; crampes dans toute la longueur des membres, dès que le malade veut prendre la position horizontale.

Rhus. — Contre élancements, déchirements, depuis la hanche jusqu'au jarret, surtout en appuyant le pied. Traction et déchirement dans la longueur du nerf sciatique ; fourmillement dans tout le membre devenu roide et tendu.

Nux vomica. — S'il y a douleurs élançantes, dans les cuisses, les jambes, brisement, roideur, faiblesse,

tremblement du membre, aggravation par le mouvement, le toucher. BRYONIA, METALLUM ALBUM, PULSA-
TILLA. — Si les précédents sont insuffisants.

ODONTALGIE.

DÉFINITION. — Douleur nerveuse des dents.

CAUSES. — Carie, temps froids et humides, grossesse,
allaitement, suppression d'une hémorragie nasale habituelle, des hémorroïdes, du flux menstruel, état saburral des premières voies, vers intestinaux.

SYMPTÔMES. — L'odontalgie qui dépend de la carie
d'une dent, gêne la mastication, trouble le sommeil,
occasionne des fluxions, mais reste sans gravité, tant
qu'elle est peu intense. L'odontalgie aiguë si bien dési-
gnée, rage de dents, s'accompagne d'élancements intolérables, qui s'irradient dans les gencives, les joues,
les oreilles, les yeux et le crâne. Le sommeil est impossible, souvent il y a fièvre, et il n'est pas rare d'observer des spasmes, des vomissements, des convulsions,
du délire et des syncopes. Au moment où la douleur se
calme, la joue et les gencives se gonflent, et de la
bouche s'échappe une salive abondante mêlée à des
mucosités visqueuses. Que de variétés par rapport au
mode d'invasion de l'odontalgie, de son intensité, de
son type ! Quel contraste dans l'influence qu'elle exerce
sur les organes des principales fonctions ! La suscepti-

bilité nerveuse des individus impose au mal ses progrès et ses limites.

TRAITEMENT.

COFFEA. — Dans les douleurs insupportables avec pleurs, agitation, angoisse et tremblement.

BELLADONA.—S'il y a douleurs tractives, élançantes, dans les dents, la face et les oreilles, aggravées la nuit, au grand air, au contact des aliments, visage rouge, battement dans la tête.

CHAMOMILLA. — Contre les douleurs violentes, insupportables à la chaleur du lit, aggravées et renouvelées par les boissons et les aliments chauds ou froids, gonflement, rougeur, chaleur et douleur de la joue du côté affecté, avec élancements ou pulsations se prolongeant jusqu'à l'oreille du même côté.

MERCURIUS. — Contre élancements dans les dents cariées et tout le côté de la tête et de la face, gonflement des glandes sous-maxillaires, salivation, souffrance la nuit à la chaleur du lit, aggravation par le boire et le manger chaud ou froid, sueurs nocturnes.

PULSATILLA. — Contre mal de dents, d'oreilles et de la moitié de la tête en même temps, élancements, tressaillements, accompagnés de frissons, d'oppression, amélioration au grand air et par l'eau froide, aggravation le soir à la chaleur du lit et par le contact des aliments et des boissons.

NUX VOMICA. — Chez les personnes d'un tempérament vif, faisant usage de boissons alccoliques ou menant une vie sédentaire, si les tiraillements et les élancements dans les dents cariées s'aggravent au grand air.

CALCAREA. — Contre les dents cariées avec douleurs pulsatives, lancinantes, congestion de sang vers la tête, aggravation ou renouvellement des souffrances par le contact des aliments, des boissons et l'air froid.

RHUS. — Contre douleurs élançantes, fourmillantes et tressaillantes, la nuit surtout, soulagées par la chaleur extérieure, avec odeur fétide des dents cariées.

STAPHYSAGRIA. — Contre la carie des dents et les douleurs déchirantes, tractives, aggravées en mangeant et buvant froid.

SULFUR. — Contre douleurs tressaillantes, pulsatives et déchirantes dans les dents saines ou cariées, congestion de sang à la tête avec douleurs pulsatives, élancements dans les oreilles, aggravation la nuit à la chaleur du lit.

OPHTHALMIE PURIFORME DES NOUVEAU-NÉS.

CAUSES. — Matière gonorrhéique ou flueurs blanches, malpropreté, mauvaise nourriture, variations rapides de l'atmosphère.

Symptômes.— 1re *Période*. — Difficulté de supporter la lumière, démangeaisons dans l'œil, rougeur du bord libre des paupières qui est tuméfié et couvert de matière gluante, injection rouge transversale sur la face externe des paupières.

2e *Période*. — Inflammation de la conjonctive palpébrale, sécrétion plus abondante ; le liquide sécrété, qui d'abord était clair, devient trouble et consistant, et finit par devenir purulent. Les paupières se tuméfient, la supérieure recouvre l'inférieure, sans possibilité de la relever, conjonctive couverte de granulations avec aspect fongueux ; le mucus ruisselle sur la face et excorie la peau des malades, douleurs violentes, cris incessants. Il est important de noter que lorsque l'œil envahi par l'inflammation tombe en fonte purulente, les malades peuvent ouvrir les paupières ; au contraire, si l'œil reste intact, les paupières restent appliquées l'une contre l'autre.

TRAITEMENT.

Aconit. — Sera employé au début de la maladie, lorsque les paupières seront rouges, dures et gonflées, et que le sommeil de l'enfant sera troublé par l'acuité de ses douleurs.

Belladona. — Devra remplacer l'Aconit, dès qu'il aura cessé d'être utile, et après Belladona viendra Mercurius, puis Hepar sulfuris.

ORCHITE

CHAUDE-PISSE TOMBÉE DANS LES BOURSES.

DÉFINITION. — C'est l'inflammation du testicule.

CAUSES. — Introduction de la sonde dans l'urètre, inflammations prostatiques, blennorrhagie, injections irritantes, coups, contusions.

SYMPTÔMES. — Ordinairement douleur sourde au col de la vessie, se propageant dans l'intérieur du bassin, suivant le trajet du canal inguinal, et gagnant enfin le testicule. Mais si chez beaucoup de malades cette affection est peu douloureuse, souvent aussi elle offre une extrême acuité, au point de causer l'insomnie, d'arracher des cris ; on voit des malades obligés de garder le décubitus dorsal, de rester complétement immobiles, d'éviter le plus petit attouchement du scrotum ; tous ces accidents vont en augmentant pendant quatre à cinq jours ; puis la douleur s'amortit, devient plus obscure, la sensibilité de la peau diminue, le sommeil revient, la soif s'éteint, la rougeur des téguments diminue, la tuméfaction perd de son volume, la peau se ride.

TRAITEMENT.

ARNICA. — Si l'inflammation des testicules est la suite

de coups, de contusions, ou de l'introduction d'une sonde dans l'urètre.

CONIUM et CALENDULA. — Si ARNICA ne suffit pas dans l'orchite traumatique.

MERCURIUS. — Dans l'orchite gonorrhéique.

NITRI ACIDUM, après MERCURIUS. — Est le médicament le plus efficace, et il sera utile d'en faire usage dès le deuxième jour de l'invasion de la maladie, si MERCURIUS n'a encore produit aucun effet.

PULSATILLA. — Sera utile, s'il y a traction et douleur contusive le long du cordon spermatique jusqu'au testicule malade, devenu douloureux au toucher.

AURUM. — Dans l'orchite chronique.

OREILLONS.

DÉFINITION. — C'est la tuméfaction aiguë du tissu cellulaire qui revêt la parotide.

Les oreillons se montrent surtout dans le printemps et l'automne, par une chaleur humide. Le sexe masculin, les enfants, les adolescents y sont plus exposés. Ordinairement ils apparaissent des deux côtés de la tête à la fois, ou l'un après l'autre.

Il y a d'abord de la gêne, de la douleur, de la chaleur dans l'articulation de la mâchoire. Les mouvements en

sont difficiles; puis apparaît le gonflement, s'étendant
plus ou moins au delà de la glande. Couleur normale de
la peau, qui est chaude et douloureuse au toucher; le
tissu cellulaire sous-jacent offre de l'empâtement. De
plus il se manifeste du malaise, des lassitudes, des frissons accompagnés de chaleurs, de la soif. Quand l'inflammation est intense, on observe de la tuméfaction
à la face, qui est rouge; tête lourde et douloureuse. Les
mouvements de la mâchoire s'exécutent avec de vives
douleurs; la tension des parties environnantes peut
être considérable.

TRAITEMENT.

Mercurius. — Sera administré à toutes les périodes
de l'affection. Ce médicament en est le véritable spécifique.

Belladona. — S'il y a rougeur et tuméfaction érysipélateuse et menace d'affection cérébrale.

Rhus. — Si les symptômes indiquant Belladona
s'accompagnent de frissons fréquents et de diminution
de l'ouïe.

OSTÉITE.

Définition. — C'est l'inflammation des os.

Causes. — Plaies, coups, contusions, scrofules, infection vénérienne, scorbut, diathèse cancéreuse, rétrocession d'exanthèmes, masturbation.

Symptômes. — Gonflement général ou borné affectant toute l'épaisseur de l'os, tantôt s'élevant de sa surface et formant une tumeur circonscrite, sentiment de pesanteur dans la partie, douleur obtuse. Cette douleur est plus intense la nuit que le jour. On distingue la tuméfaction due au gonflement de l'os de celle du périoste à sa dureté et à la lenteur de son développement. La marche de cette affection varie selon les causes. Quand elle est due à la syphilis et aux scrofules, elle débute par le centre de l'os ; elle attaque le tissu compacte dans le premier cas, et le tissu spongieux dans le second.

TRAITEMENT.

Mercurius. — Dans l'ostéite par infection vénérienne, s'il y a gonflement, rougeur et légère sensibilité de la peau de la région où siége l'inflammation.

Pulsatilla, Hepar sulfuris et China. — Si les mêmes symptômes caractérisent l'ostéite ; mais qu'elle reconnaisse pour cause l'abus du mercure.

Ruta et Phosphorus acidum. — Contre l'ostéite par lésion mécanique.

Staphysagria et Phosphorus acidum. — Répondront à l'ostéite succédant à la masturbation.

Asa foetida, Mézéreum, Sulfur, Calcarea, Silicea.

— Seront donnés dans l'ostéite par diathèse scorbutique ou scrofuleuse.

OTITE.

Inflammation de l'oreille.

Cette maladie est dite externe, quand l'inflammation se borne à l'oreille externe; elle est dite interne si elle envahit en même temps l'oreille interne.

CAUSES.— Corps étrangers, polypes, accumulation du cérumen dans le conduit auditif, courant d'air froid sur l'oreille, herpès, humeurs froide, enfance.

1° *Otite externe.* — Douleur peu intense, prurit, démangeaison incommode augmentée par les mouvements imprimés au pavillon ou par les mouvements de la mastication. Quand l'inflammation est vive, douleur intense s'étendant à toute la tête, arrachant des cris au malade; phénomène nerveux plus ou moins graves : la douleur devient lancinante et s'exaspère par intervalles; altération de l'ouïe, bourdonnements, sifflements dans l'oreille; le conduit auditif est rouge et injecté. Du deuxième au quatrième jour, l'écoulement d'une sérosité ténue, limpide, parfois sanguinolente, puis purulente. La peau du canal s'épaissit, se boursoufle et rétrécit le conduit auditif; alors accumulation du pus au fond du canal, exaspération des douleurs, fièvre, céphalalgie, insomnie, altération des fonctions digestives.

2° *Otite interne.* — Ses symptômes sont tous ceux que nous avons fait connaître en parlant de l'otite externe, seulement à un degré plus intense ; ainsi, douleur plus vive, profonde, fièvre ardente, insomnie invincible, vertiges, délire, convulsions. La marche de cette inflammation est rapide jusqu'à la formation du pus. Alors, douleur tensive au fond de l'oreille, sensation de plénitude au fond du tympan, sortie du pus par le conduit auditif ou par la trompe d'Eustache.

TRAITEMENT.

PULSATILLA. — Dans l'otite externe ou interne présentant les symptômes suivants : démangeaisons, élancements, douleurs, vives étreintes dans les oreilles, gonflement, rougeur de l'oreille et du conduit auditif, tintement, bruissement dans les oreilles, dureté de l'ouïe, écoulement de pus jaune, épais ou mêlé de sang par l'oreille.

BELLADONA. — Si le mal gagne le cerveau ; les douleurs élançantes et tractives se propageant jusqu'à la gorge, et les glandes parotides prenant part à l'inflammation, il se manifeste des symptômes nerveux et du délire.

MERCURIUS. — S'il y a douleurs déchirantes augmentées par la chaleur du lit, bourdonnement, tintement des oreilles, écoulement de pus, dureté de l'ouïe, gonflement inflammatoire des parotides.

OVARITE.

DÉFINITION. — C'est l'inflammation des ovaires.

CAUSES. — Suppression ou diminution des règles, contusions violentes de la région iliaque, déplacement des ovaires, accouchement difficile et prolongé.

SYMPTÔMES — Fièvre continue, violente, se prolongeant pendant plusieurs jours ; sentiment de pesanteur dans les aines et la région lombaire, diminution des lochies, difficulté des selles et des urines qui s'évacuent douloureusement. En examinant la région abdominale, on reconnaît, tantôt d'un côté, tantôt des deux à la fois, sur les parties latérales de la matrice, une tumeur arrondie, dure, douloureuse au toucher ; par la pression de cette tumeur, contraction des traits du visage et souvent agitation convulsive des muscles des cuisses ; plus tard, la tumeur peut offrir des battements, se ramollir et devenir fluctuante. La marche de cette maladie est fort insidieuse et souvent on la méconnaît.

TRAITEMENT.

ACONIT. — Sera administré en premier lieu pour écarter la fièvre.

ARNICA. — Dans l'ovarite par cause traumatique.

BELLADONA. — S'il y a douleur dans les aines, pression sur les parties génitales; soulagement de la douleur de l'ovaire en se pliant.

MERCURIUS. — S'il y a urines douloureuses, selles brûlantes avec ténesme, pesanteur dans les aines.

METALLUM ALBUM. — Quand les douleurs sont assez vives pour forcer le malade à remuer constamment; agitation, pouls faible et fréquent.

CANTHARIS. — Si les urines sont extrêmement douloureuses ou même impossibles à émettre.

PULSATILLA. — Lorsqu'il y a douleur de meurtrissure au toucher, qu'un seul ovaire est pris d'inflammation, que les douleurs sont accompagnées de frissons et augmentent le soir, qu'il y a suppression ou diminution des règles.

ANTIMONIUM CRUDUM. — Contre nausées, vomissements, abondance de flatuosités avec grondements, borborygmes dans le ventre, selles difficiles et dures, urines brûlantes.

OZÈNE (PUNAISIE).

Inflammation chronique avec ulcération de la membrane qui tapisse l'intérieur des narines et des fosses nasales.

CAUSES. — Vice constitutionnel, nez petit, serré, déprimé à sa racine, chutes, coups sur le nez, infection syphilitique, psore, disposition cancéreuse, scorbutique.

Les ozènes qu'on a occasion d'observer le plus souvent sont : l'ozène ulcéreux fétide et l'ozène ulcéreux non fétide.

SYMPTÔMES. — Dans la première espèce, ulcérations simples dont le siége occupe la partie antérieure de la cloison des fosses nasales, rougeur et granulation, douleur peu vive, démangeaisons, croûtes noirâtres.

Dans la seconde, petites ulcérations nombreuses occupant la muqueuse qui tapisse les os propres du nez, forme irrégulière de ces ulcérations, sécrétion du liquide mucoso-purulent, jaune verdâtre ou noirâtre, croûtes brunes, adhérentes, enchiffrénement, odeur repoussante. Souvent gonflement douloureux de la racine du nez, altération de la voix, croûtes brunes et desséchées, s'échappant par les narines, chaque fois que le malade se mouche avec effort, et se renouvelant presque aussitôt.

Quelquefois écoulement de matière ichoreuse, répandant une odeur infecte, d'autres fois, on ne reconnaît l'ozène qu'à la puanteur qui s'échappe du nez.

TRAITEMENT.

AURUM. — S'il y a perte de l'odorat, odeur dégoûtante du nez, croûtes épaisses dans les fosses nasales, écoulement de pus fétide d'un vert jaunâtre par le nez.

PULSATILLA. — Trouve son emploi, s'il y a écoulement abondant de pus jaunâtre extrêmement fétide, surtout à la suite d'un coryza chronique, abolition de l'odorat.

CALCAREA. — S'il y a sécheresse du nez, qui est bouché par un pus fétide et jaunâtre, odeur nauséabonde, narines ulcérées et croûteuses, diminution de l'odorat.

RHUS. — S'il y a écoulement par le nez d'un pus fétide et verdâtre.

PANARIS

MAL D'AVENTURE, TOURNIOLE.

DÉFINITION. — C'est l'inflammation aiguë des parties molles des doigts.

CAUSES. — Certaines professions, tailleurs, cordonniers, contusions, excoriations par instruments rouillés et mal propres, piqûres, morsures, arrachement d'envies.

On distingue quatre variétés :

1re *Variété.* — **SYMPTÔMES.** — C'est le mal d'aventure caractérisé par un léger prurit, puis une douleur gravative sur un point de la pulpe du doigt qui devient rouge et légèrement gonflé ; après quelques jours, formation d'une phlyctène, qui envahit toute la circonférence, ou seulement une partie du doigt. Enfin le pus soulève l'ongle dont la chute est imminente.

2ᵉ *Variété*. — Panaris phlegmoneux, douleur aiguë, gonflement, tension, chaleur, rougeur. Les accidents d'abord bornés au doigt peuvent gagner toute la main et même l'avant-bras. Gonflement surtout remarquable au dos de la main, engorgement des ganglions du coude, et de l'aisselle, qui deviennent douloureux, suppuration ordinaire, fluctuation sensible.

3ᵉ *Variété*. — Mêmes symptômes d'abord que dans le précédent, bientôt douleur excessive, térébrante, moins de tension et de tuméfaction, gonflement considérable de la main, du bras et de l'avant-bras, diverses collections purulentes.

4ᵉ *Variété*. — Peu de gonflement, de rougeur, mais douleur excessivement vive au niveau de la dernière phalange, qui est le siége ordinaire de cette variété, le reste du doigt participe à peine à la maladie, qui est suivie souvent de la chute de la dernière phalange, état fébrile, chaleur considérable, bouche sèche, langue rouge et fuligineuse, soif, perte de l'appétit, altération de la face, insomnie, délire.

TRAITEMENT.

Les causes et la différence d'intensité des symptômes de chacune de ces quatre formes de panaris devront

20.

seules guider le malade dans le choix des médicaments dont il devra faire usage.

LEDUM PALUSTRE. — Sera administré dans le panaris survenu à la suite d'une piqûre.

MERCURIUS. — Est le premier médicament à donner au début de l'inflammation de chaque variété.

HEPAR SULFURIS. — Si après MERCURIUS les douleurs sont encore extrêmement vives.

LACHESIS. — Lorsque le doigt est bleuâtre ou rouge vif, si les douleurs deviennent excessives, l'inflammation gagne la main, l'avant-bras, la fièvre s'allume ; et qu'à la chaleur considérable s'ajoutent la sécheresse de la langue, devenue rouge et fuligineuse, avec soif, perte d'appétit, altération de la face, insomnie, délire.

SULFUR. — Est indiqué par l'inflammation du bout du doigt, de la main, de l'avant-bras. Si surtout les ganglions de l'aisselle s'engorgent et deviennent douloureux et que les douleurs soient térébrantes et pulsatives aggravées la nuit.

SILICEA. — Dans le panaris avec douleur très-vive, insupportable la nuit, arrachant des cris aux malades, et surtout si le panaris est ouvert et présente des végétations.

PAROTIDE.

C'est l'engorgement des glandes de ce nom.

Nous ne voulons pas énumérer les causes de cette affection, parce qu'aucune de celles qu'on lui a assignées ne mérite de fixer l'attention. La glande parotide est très-sujette aux affections de tissu, tantôt l'intumescence est l'effet d'une véritable hypertrophie, tantôt elle tient à une sorte de végétation du tissu cellulaire. La gêne, la tension, le tiraillement rendent quelquefois la déglutition impossible, la suffocation imminente, peuvent donner lieu à des congestions cérébrales fâcheuses, si les deux côtés sont pris en même temps. C'est pour cela qu'on doit se hâter de remédier au mal avant qu'il ait fait des progrès, dont la marche rapide ne pourrait plus être enrayée par une médication même énergique.

TRAITEMENT.

MERCURIUS. — Est le remède qui ordinairement suffira pour amener la résolution.

BELLADONA. — En cas d'insuffisance du premier, si surtout il se manifeste des symptômes du côté du cerveau, et qu'il y ait rougeur vive de la tumeur.

RHUS TOXICOD. — Si pour avoir trop tardé à recourir aux médicaments ci-dessus, la tumeur est passée à l'état d'induration.

PEMPHYGUS.

DÉFINITION. — Affection de la peau, caractérisée par

une ou plusieurs bulles arrondies assez volumineuses, distendues par un liquide transparent d'abord, puis rougeâtre.

SYMPTÔMES. — Malaise général, courbature, céphalalgie, prurit à la peau, chaleur vive, soif, nausées, vomissements, perte d'appétit. Puis viennent de petites taches rouges, circulaires, s'étendant en largeur ; à leur centre l'épiderme est soulevé par une sérosité citrine et forme des phlyctènes analogues à celles d'une brûlure ou d'un vésicatoire. Volume, depuis celui d'un pois jusqu'à celui d'une aveline. Autour de la bulle existe une auréole érythémateuse, siége d'une démangeaison vive et d'une douleur cuisante. L'apparition de la rougeur et la formation des bulles sont souvent simultanées. On voit quelquefois une grosse ampoule du volume d'un œuf d'oie, formée par la réunion d'un grand nombre de bulles, après l'entier développement des bulles ; la tension de la peau disparaît, l'épiderme s'affaisse et se ride ; la sérosité devient trouble et s'échappe à travers l'épiderme rompu ; alors formation de croûtes minces, noirâtres ou de petites lamelles blanchâtres. Enfin, disparition insensible de la rougeur, de la douleur et du prurit ; formation d'un nouvel épiderme à la place de la bulle, tache couleur lie de vin persistant longtemps.

TRAITEMENT.

DULCAMARA. — L'éruption occupant les cuisses et les jambes.

Rhus. — S'il y a grande faiblesse et que l'éruption envahisse le tronc et les membres.

Cantharis. — Quand les bulles sont douloureuses et les voies urinaires en souffrance.

Metallum album. — Si le pemphygus est accompagné de vomissements, diarrhée, faiblesse, petitesse du pouls.

PÉRITONITE

Définition. — C'est l'inflammation du péritoine.

Causes. — Plaies pénétrantes, taille, paracentèse, lésion de l'estomac, de l'intestin, de la vessie, de l'utérus, abcès du foie, de la rate, des reins; injestions de boissons froides, impression subite du froid, indigestion violente, excès alcooliques, suppression des menstrues, constipation opiniâtre.

Symptômes. — Frisson, douleur vive d'abord à l'ombilic, à l'épigastre, aux flancs, à l'hypogastre; puis elle occupe tout le ventre; la douleur est tantôt tensive, lancinante, exaspérée par la moindre pression, le plus léger mouvement, le déplacement des gaz, la toux, la respiration, le poids même des couvertures est insupportable; dès le début, tension, ballonnement, résonnance anormale qui fait bientôt place à la matité. Bruit de frottement, nausées, vomissements d'abord des aliments et des boissons, souvent de matières bilieuses jaunâtres, constipation, hoquet, face pâle, grippée, yeux caves, lèvres violacées, anxiété, décubitus dorsal ; jambes et cuisses fléchies, abattement, insomnie, respiration difficile, gênée, anxieuse, pouls fréquent, d'une petitesse extrême, soif vive, anorexie, urines rares, peau chaude et sèche, et vers la fin sueurs froides et visqueuses. Cette affection a pour conséquence fréquente, la stérilité chez les femmes.

TRAITEMENT.

ACONIT. — S'il y a trouble des fonctions digestives, soif intense, nausées, vomissements, gonflement, tension du ventre, sensibilité telle que les couvertures ne peuvent être supportées, insomnie, agitation.

BELLADONA. — Dans la péritonite avec douleur vive, profonde, chaleur et brûlement dans le ventre, agitation, vomissements, soif intense, pouls fort ou petit, mais fréquent, diarrhée, urine rare, excitabilité du système nerveux, symptômes cérébraux.

MERCURIUS. — S'il y a sensibilité, gonflement et dureté du ventre, face jaune pâle avec air de souffrance, alternative de faim et de répugnance pour les aliments, désir de boissons glacées, pouls vite et plein, insomnie, agitation.

BRYONIA. — Dans la fièvre violente après ACONIT, s'il y a grande excitabilité des systèmes nerveux et sanguin, insomnie, agitation et alternative de chaleur et de frissons, symptômes typhoïdes.

CHINA. — Contre sueurs profuses, faiblesse extrême, sécheresse de la langue, rougeur des joues, délire.

RHUS. — S'il y a symptômes cérébraux, grande faiblesse, soif inextinguible.

METALLUM ALBUM. — Est indiqué par douleurs extrêmes, anxiété, agitation, désespoir de la guérison, soif, faiblesse profonde, petitesse et fréquence du pouls.

PHLÉBITE.

DÉFINITION. — Inflammation des veines.

CAUSES. — Saignée, contusion, déchirure, corps étrangers introduits dans les veines, principes septiques.

SYMPTÔMES. — *1re période.* — Douleur vive. Si on a affaire à une inflammation d'une veine superficielle, on la trouve dure, tendue, noueuse ; légère rougeur au même niveau. Si l'inflammation atteint un vaisseau profond, tension et résistance dans le trajet de la douleur, engorgement du tissu cellulaire ambiant. Quand plusieurs vaisseaux importants ou la veine principale d'un membre sont enflammés, il se manifeste un gonflement œdémateux considérable.

2e *période*. — Frissons, chaleur et sueur irrégulières et périodiques ; anxiété, rêvasseries, délire, face pâle et terreuse, langue encroûtée, dents fuligineuses, souvent vomissements, selles noirâtres et fétides, fréquence et petitesse du pouls, prostration extrême, oppression, douleur dans la poitrine et dans les articulations.

TRAITEMENT.

Arnica. — Lorsque la phlébite succède à des coups, des déchirures ou des contusions.

Aconit. — Pendant que la fièvre est très-intense.

Tartarus emeticus. — S'il y a des symptômes gastriques.

Lachesis. — Quand il y a déjà grande faiblesse, accélération, petitesse du pouls.

Metallum album. — Trouve son emploi dans la période avancée de la phlébite.

PHTHISIE PULMONAIRE.

Définition. — C'est la consomption symptômatique de la présence de tubercules dans le tissu des poumons.

Causes. — Sujets débiles, lymphatiques, hérédité, climats, pays marécageux, habitations étroites, mal aérées, humidité, réclusion, privations, masturbations.

Symptômes. — 1re *période*. — Toux sèche, amaigrissement, sueurs pendant la nuit surtout à la paume des mains, sur le devant de la poitrine, à la tête, crachement de sang, douleurs dans la poitrine, surtout entre les deux épaules, dyspnée. Par la percussion on trouve de la matité, on observe l'obscurité du son au niveau de la clavicule sous l'aisselle, dans la fosse sus-épineuse. Par l'ausculation, on constate que l'expiration est prolongée ; le bruit respiratoire rude, que la voix prend le caractère de la bronchophonie, râle sous-crépitant, froissement, craquement au moment de l'inspiration, diarrhée, vomissements pendant les efforts de la toux, fièvre augmentant le soir.

2e *période*. — Toux plus incommode, crachats opaques, non aérés, nummulaires ; dyspnée et douleurs de plus en plus intenses, matité plus sensible, bruit de pot fêlé, bruit respiratoire presque éteint, souffle bronchique ; gargouillement, tintement métallique, pectoriloquie, rétrécissement de la poitrine, redoublement de la fièvre pendant la nuit, chaleur plus grande, sueur plus abondante, affaiblissement des forces, perte de l'appétit, diarrhée, vomissements, ulcération du larynx, ongles hyppocratiques.

TRAITEMENT.

Aconit. — S'administre au malade qui éprouve des élancements vifs dans la poitrine, pendant la respiration, avec toux sèche, courte et fréquente ; crachement de sang, état fébrile.

BRYONIA. — Succède à ACONIT resté sans action.

DULCAMARA. — Est indiqué dans les élancements des côtés de la poitrine, avec toux suivie d'expectoration abondante et de vive oppression.

PHOSPHORUS. — Triomphe de la toux violente, continuelle, avec expectoration abondante de mucosités visqueuses ou striées de sang, accompagnées de respiration difficile et de battements de cœur.

CALCAREA. — Si la toux est suivie d'expectoration de mucosités jaunâtres, purulentes et fétides, surtout le matin et le soir, avec haleine courte, et sentiment douloureux d'excoriation dans la poitrine pendant la respiration.

KALI CARBONICUM. — Un des principaux remèdes à opposer à cette affection ; une toux sèche, surtout le soir et la nuit, des vomituritions, des vomissements en indiquent l'emploi.

NITRI ACIDUM. — Trouve sa sphère d'action lorsque la maladie a passé à la seconde période, qu'il y a amaigrissement excessif, irritabilité, battement de cœur et diarrhée fréquente, que la toux s'accompagne de vomissements et d'expectoration de mucosités jaunâtres et même de sang pur.

STANNUM. — Trouve sa place quand la toux est accompagnée d'une expectoration abondante de mucosités verdâtres et fétides, et que le malade amaigri manque d'appétit, de courage et de forces.

Pulsatilla. — Est d'un choix heureux chez les femmes d'un caractère doux et bienveillant, si la phthisie est liée à l'irrégularité des règles, que la toux se manifeste le soir et la nuit, surtout dans la position horizontale, qu'à ces symptômes se joint une tension crampoïde dans la poitrine et une gêne de la respiration voisine de la suffocation.

China. — Convient quand le malade a eu de fréquentes hémorragies pulmonaires, qu'il a été affaibli par le traitement allopathique, qu'il éprouve une toux violente et convulsive provoquant des douleurs de poitrine très-aiguës.

PLAIES.

Définition. — C'est une solution de continuité des parties molles par causes externes.

Elles sont faites par instruments tranchants, piquants ou contondants.

Signes. — Effusion de sang, douleur, écartement des lèvres de la plaie.

Plusieurs accidents peuvent compliquer les plaies. Ils sont primitifs, ou consécutifs : aux premiers appartiennent l'hémorragie, la douleur, l'inflammation, le tétanos, la paralysie ; aux seconds, le croupissement du pus, la suppression de la suppuration, la pourriture d'hôpital, la gangrène.

Arnica. — Est indiqué dans les plaies par instruments contondants, lorsqu'elles sont simples et superficielles.

Colendula. — Dans les plaies par déchirement ou arrachement.

Staphysagria. — Dans les plaies par. instruments tranchants.

Ledum. — Dans les plaies par instruments piquants.

Accidents des plaies.

Arnica. — Suffira presque toujours pour arrêter l'hémorragie qui pourrait survenir.

Ipeca. — En cas d'insuffisance d'Arnica.

China. — Si le malade, ayant perdu beaucoup de sang, devient pâle, éprouve des mouvements convulsifs des membres ou des muscles de la face.

Hyperycum. — Quand les douleurs sont très-violentes et durent longtemps.

Aconit. — Lorsque la plaie s'enflamme et que la fièvre se déclare.

Angustura, Ignatia. — L'un et l'autre successivement contre les spasmes, les convulsions ou le tétanos qui suivent quelquefois les blessures graves.

SILICEA. — Contre le croupissement du pus et s'il se forme des abcès.

LACHESIS. — Dans la suppression de la suppuration.

METALLUM ALBUM. —Secondé par CHINA si la gangrène se déclare.

Quel que soit l'agent qui ait déterminé la plaie, elle devra être lavée d'abord avec de l'eau fraîche, et les bords étant réunis, l'on fera le pansement avec des compresses imbibées de la dissolution du médicament approprié au genre de la plaie, de façon à la préserver du contact de l'air.

Le baume du Pérou, étendu d'huile d'olive (partie égale de chaque), est souvent très-avantageux dans les plaies qui tardent à se cicatriser.

PLÉTHORE.

DÉFINITION. — Gêne de la circulation faisant croire à une quantité de sang trop considérable dans le système circulatoire.

En général la pléthore est le privilége des personnes grasses. D'abord elle n'est pas assez incommode pour attirer l'attention, seulement on est lourd, disposé au sommeil, il y a des rêves effrayants, des bouffées de chaleur, de la rougeur et de la turgescence à la face. Plus tard, fièvre, inflammation, congestion sur quelque organe, hémorragie, phlegmasies diverses.

TRAITEMENT.

ACONIT. — Est le médicament qui remplacera toujours avec avantage les émissions sanguines, et sera indiqué, s'il y a sensation de plénitude de la tête, veines du col et de la tête gonflées, rougeur et bouffissure de la face, fièvre inflammatoire, congestion sur quelque organe, hémorragie.

BELLADONA. — Sera indiqué par somnolence, éblouissements, bourdonnements d'oreilles chez les personnes d'un tempérament lymphatique ou sanguin.

NUX VOMICA. — Si la pléthore se manifeste chez une personne vive, irritable, abusant des boissons alcooliques et menant une vie sédentaire.

PULSATILLA. — Chez les personnes douces, s'il y a somnolence, vertiges, tintements d'oreilles, humeur pleureuse, et que les symptômes se renouvellent le soir et se dissipent au grand air.

RHUS. — Convient aux personnes fortes, brunes, sujettes aux douleurs de reins ; s'il y a pesanteur, plénitude, vertiges comme si on allait tomber, surtout le soir, avant de se coucher ou après le repas.

PLEURÉSIE.

Inflammation de la plèvre.
C'est la plus fréquente des phlegmasies.

Causes. — Chutes sur le tronc, contusions pressives de la poitrine, fractures des côtes, plaies par instruments piquants, tranchants, ou par armes à feu, impression du froid, passage d'un lieu chaud dans un lieu froid, courant d'air, usage de vêtements trop légers, boissons glacées quand le corps est en sueur, tubercules.

Symptômes. — Frisson suivi de chaleur, douleur aiguë dans un côté de la poitrine, augmentée par les efforts respiratoires, gêne de la respiration, toux sèche, fièvre intense, obscurcissement du côté affecté, diminution de bruit de la respiration; puis absence complète de ce bruit, égophonie, dilatation du côté affecté. La douleur augmente par la toux qui est sèche, par l'inspiration, par la pression la plus légère, par le décubitus sur le côté affecté. Son siège ordinaire est le voisinage des mamelons. La respiration est courte, fréquente, interrompue, la toux a lieu malgré les efforts du malade pour l'éviter. Ordinairement la parole est sèche, entrecoupée, décubitus dorsal, face rouge, soif vive, appétit nul, langue blanche, pouls fréquent, chaleur augmentée, peau sèche, urine rouge, peu abondante, insomnie, quelquefois délire.

TRAITEMENT.

Aconit. — Est indiqué par les symptômes suivants : toux, fièvre intense, douleur aiguë, élancements dans la poitrine.

Bryonia. — Est le médicament qui doit suivre Aconit

quand les douleurs dans le côté sont vives et augmentées par la toux et le moindre mouvement.

Scilla. — Quand la toux accompagnée de crachats muqueux abondants, augmente les élancements de la poitrine, que le malade éprouve une chaleur brûlante et sèche, mais qu'il ne peut se découvrir sans éprouver de frissons.

Arnica. — Le malade éprouve dans le côté de la poitrine un malaise qui l'oblige à changer de position, les douleurs qui causent la toux, qui est sèche et brève, sont élançantes et contusives, sa respiration est gênée.

Sulfur. — Quand il y a gêne de respiration, faiblesse et brûlement de la poitrine, pression, élancements dans cette dernière et dans le dos en toussant.

PLEURODYNIE.

Définition. — C'est l'affection rhumatismale des muscles du thorax.

Causes. — Impression du froid sur la poitrine, violents efforts musculaires.

Symptômes. — Douleur plus ou moins étendue siégeant sur un des côtés de la poitrine, toute la demi-circonférence thoracique est le siége de la douleur, ou bien celle-ci est limitée à une région circonscrite. Absence de gonflement et de rougeur, inspiration et toux douloureuses, sensibilité du thorax à la pression. On confond quelquefois la pleurodynie avec la pleurésie, mais dans la première, il y a absence des phénomènes généraux qu'on trouve dans la seconde.

TRAITEMENT.

ARNICA. — Sera indiqué lorsque la pleurodynie reconnaîtra de violents efforts musculaires ou l'impression du froid sur la poitrine.

BRYONIA. — Dans les mêmes circonstances, mais surtout si les douleurs sont exaspérées par le moindre mouvement du corps.

En cas d'insuffisance, des médicaments précédents, on devra recourir à SABADILLA puis à NUX VOMICA.

PNEUMONIE (FLUXION DE POITRINE).

DÉFINITION. — Inflammation du tissu des poumons.

CAUSES. — Professions pénibles, climats froids, coups, chutes, plaies, cris, impression d'un air très-froid, ingestion d'une boisson glacée, quand on est en sueur.

SYMPTÔMES. — 1re *Période*. Douleur plus ou moins vive à la région du sein, du côté malade, augmentée par la pression, la toux, le coucher sur le côté, respiration gênée, 40 à 50 inspirations par minute, toux, suivie de crachats mêlés de bulles d'air, sanguinolents, visqueux, adhérents au fond du vase, râle crépitant au niveau de la partie affectée, obscurité du son, fièvre, fréquence et souplesse du pouls.

2e *Période.* — Respiration plus gênée, crachats muqueux, opaques non-sanguinolents, matité à la percussion, bronchophonie correspondant à la partie hépatisée, râle crépitant à l'auscultation.

3e *Période.* — La douleur, la toux et la dyspnée persistant, coloration jus de pruneaux des crachats, gargouillement, pectoriloquie. On reconnaît que l'inflammation disparaît à ce que la matité diminue progressivement et que la bronchophonie est remplacée par le râle crépitant de retour.

TRAITEMENT.

Aconit. — Dans la fièvre, si le pouls est dur, vif, e plein, le visage rouge, la douleur de poitrine très-vive et la respiration gênée, la toux sèche ou avec expectoration de sang.

Bryonia. — Est le remède principal, surtout si la fièvre est peu forte, les douleurs de poitrine, augmentées par le mouvement du corps, la toux grasse avec crachats blancs striés de sang.

Belladona. — S'il y a forte congestion vers la tête, ougeur de la face, délire, symptômes nerveux, constriction des poumons, gêne de respiration, toux sèche.

Ce médicament correspond aussi à la fièvre caractérisée par un pouls fort, plein, accéléré, et doit suivre l'Aco-
NIT, quand ce dernier n'a pas suffi pour modifier ces
symptômes.

PHOSPHORUS. — Si la pneumonie est violente, que la
toux et la respiration augmentent les douleurs déjà très-
vives ; si les crachats sont rouillés.

MERCURIUS. — Quand ce médicament est indiqué, le
côté gauche de la poitrine est comme resserré, douloureux, et la respiration est très-difficile ; les douleurs sont
brûlantes et lancinantes, le système nerveux excité. Il
y a de la soif, de la chaleur, des sueurs, du délire et
des douleurs de courbature dans les membres.

RHUS. — Si la pneumonie prend un caractère thy-
phoïde.

PNEUMOTHORAX.

DÉFINITION. — Maladie caractérisée par un épanchement de gaz dans la cavité pleurale.

CAUSES. — Développement spontané de gaz dans la
cavité des plèvres, altération des poumons, de la plèvre,
fractures des côtes, décomposition des liquides, plaies
pénétrantes de la poitrine.

SYMPTÔMES. — Douleur violente, toux, dyspnée,
anxiété et oppression extrêmes ; le malade ne peut rester couché ; il reste assis et s'incline sur le côté malade,

dilatation du côté de l'épanchement, écartement des côtés, élargissement et saillie des espaces intercostaux à la percussion, exagération de la résonnance. Si le malade respire, sentiment de souffrance générale et de vive anxiété, pâleur de la face, altération profonde des traits, petitesse et fréquence du pouls, sueurs froides, fièvre hectique.

TRAITEMENT.

METALLUM ALBUM. — Si l'oppression augmente par le mouvement, et le soir au lit avec grande faiblesse, et accès de suffocation la nuit.

DIGITALIS. — Lorsque l'affection dépend d'une lésion organique du cœur.

COLCHICUM. — Quand surtout il y a grande diminution de la sécrétion urinaire, plus forte oppression le soir.

LYCOPODIUM. — S'il y a oppression non-interrompue, ballonnement du ventre par des flatuosités qui y demeurent incarcérées.

POLYPES DU NEZ.

DÉFINITION. — Productions morbides, de consistance, de forme et de grosseur variées, se développant dans la cavité des narines. Deux espèces : les premiers sont mous, d'un petit volume, faciles à déchirer, abreuvés de sucs et semblent naître de la surface à laquelle ils sont attachés.

Les seconds sont résistants, rouges à l'extérieur, blancs en dedans et paraissant naître du tissu fibreux sous-jacent aux membranes muqueuses.

Causes. — Adultes, vieillards, irritations de la muqueuse.

Symptômes. — Enchifrénement, respiration difficile par la narine affectée, sensation d'un corps mou dont le malade cherche à se débarrasser en se mouchant souvent, et qu'il sent vibrer comme un drapeau agité. Dans les polypes muqueux, la gêne de la respiration varie selon les temps humides ou secs; le malade se sent débarrassé après avoir mouché une certaine quantité de sérosité humide. Ces polypes sont peu douloureux et acquièrent peu d'accroissement; développés à la partie postérieure, ils pendent dans la gorge, et on les aperçoit au-dessus du bord libre du voile du palais; en avant ils compriment l'orifice inférieur du canal nasal, gênent le cours des larmes et provoquent le larmoiement.

Les polypes fibreux sont douloureux, produisent des hémorragies fréquentes, sont rarement multiples, progressent indéfiniment, pénètrent dans le sinus maxillaire, et en le dilatant finissent par le perforer et par faire saillie vers la joue et la bouche.

TRAITEMENT.

TEUCRIUM MARE. — Suffit souvent pour guérir les polypes muqueux.

PHOSPHORUS. — Après **TEUCRIUM** devenu insuffisant.

Les polypes fibreux seront efficacement combattus par **CALCAREA** et **STAPHYSAGRIA**.

PROSTATITE.

DÉFINITION. — C'est l'inflammation de la prostate.

CAUSES. — Affection de l'urètre, blennorragies aiguës, constipation opiniâtre, hémorroïdes, fissures, fistules de l'anus ; chute sur le périnée, refroidissement brusque de cette partie, abus du coït, excès de table, liqueurs alcooliques, équitation.

SYMPTÔMES. — Pesanteur, tension au périnée vers le fondement, douleur d'abord sourde, puis pulsative, chaleur, fièvre, fréquence et largeur du pouls, langue blanche et humide, soif, perte de l'appétit, insomnie, constipation, besoin pressant d'uriner, ténesme vésical, dysurie, ardeur, sentiment de brûlure par l'urine qui sort goutte à goutte, quelquefois rétention complète d'urine. Au moyen du doigt porté dans l'anus, on reconnaît que la prostate est augmentée de volume, qu'elle est bosselée, douloureuse. Une sonde introduite dans

l'urètre provoque en arrivant à la région prostatique une
douleur excessivement vive et pénètre avec difficulté
dans la vessie.

CANTHARIS. — S'il y a douleurs vives, urines douloureuses, rares ou même supprimées.

CONIUM. — Après ARNICA, si cette affection est causée
par une chute sur le périnée.

NUX VOMICA. — Dans la prostatite par excès de
table, de boissons alcooliques ou la constipation.

THUYA. — Si elle reconnaît pour cause une blennorragie aiguë.

PRURIGO.

DÉFINITION. — Maladie de la peau caractérisée par
des papules et accompagnée de vives démangeaisons.

SYMPTÔMES. — Papules conservant la couleur de la
peau, isolées, quelquefois surmontées d'une petite
croûte noire, accompagnées de prurit insupportable.
D'autrefois papules larges, nombreuses, avec prurit insupportable, augmentant surtout par la chaleur du lit
et pendant le travail de la digestion ; l'ongle les déchire ;
formation d'une petite croûte noire d'aspect caractéris-
tique, et au bout de quelques jours desquammation si le

prurigo est léger ; mais s'il est intense, les papules deviennent dures, saillantes avec des exacerbations plus ou
moins graves ; les malades ratissent et déchirent la peau
qui s'altère et s'hypertrophie ; épaississement, dureté
considérable. On voit même de véritables cicatrices sur
les points qui ont été souvent affectés ; comme complication, il survient des éruptions vésiculeuses et pustuleuses, des abcès dans le tissu cellulaire sous-cutané.
Dans quelques cas, le prurigo se complique de la production d'insectes du genre pédiculus, qui couvrent
tout le corps.

TRAITEMENT.

Nux vomica. — Administré au début de cette affection, suffira souvent à lui seul pour en triompher.

Bryonia, Rhus toxicod., Sulfur, Silicea et Pulsatilla. — Jouissent ensuite d'une puissante efficacité ;
toutefois, en cas d'insuffisance, on usera de la pommade
suivante : 40 centigrammes de deuto-chlorure d'hydrar-
gyre, triturés pendant cinq minutes, avec 2 grammes
de sucre, lait, puis 30 grammes d'axonge. (En fric-
tion).

PTYALISME (SALIVATION).

Définition. — C'est un excès de sécrétion salivaire.

Causes. — Usage du mercure, phlegmasies de la
gorge et de l'estomac, grossesse, chlorose.

Symptômes. — Quand la salivation reconnaît pour cause les préparations mercurielles, voici ce que l'on observe : chaleur, douleur et tuméfaction aux gencives ; elles sont d'un rose pâle et d'un rouge foncé près du collet des dents ; langue sale, saveur métallique, haleine fétide, sensibilité, gonflement des gencives. Ce gonflement gagne l'intérieur des joues ; les glandes salivaires, la langue, qui quelquefois acquiert un volume considérable ; sécrétion abondante de salive claire et infecte, gencives saignantes détachées du collet des dents, langue et dents couvertes d'un enduit épais, jaunâtre, exhalant une horrible puanteur, céphalalgie, insomnie, diminution des forces et de l'appétit. Mastication, déglutition, parole impossible ou très-difficile, diminution de l'ouïe, ulcérations disséminées sur la muqueuse des joues, des gencives et de la langue, quelquefois quatre à cinq livres de salive dans une journée.

La salivation se remarque encore dans les affections nerveuses, dans les gastralgies, chez les femmes hystériques, dans la grossesse, l'angine, les aphthes et la variole au moment de l'éruption.

TRAITEMENT.

Nitri acidum et Belladona. — Seront administrés dans le ptyalisme causé par l'abus du mercure.

Mercurius. — Dans la salivation fétide survenant pendant une phelgmasie de la gorge.

22.

Nux vomica. — Contre la salivation qui accompagne soit la grossesse, soit les affections de l'estomac.

Pulsatilla. — Sera opposé à la salivation qui survient pendant la chlorose.

PUSTULE MALIGNE.

Définition. — Inflammation gangréneuse de la peau, due à un principe délétère, provenant d'animaux attaqués de fièvres malignes et gangréneuses.

Causes. — Contact des parties gangrenées ou du fluide des animaux affectés. Elle se montre de préférence sur les parties découvertes.

Symptômes locaux. — Petites taches comme des morsures de puces, s'étendant en largeur et en profondeur, engourdissement dans la partie, mortification, stupeur, roideur.

Symptômes généraux. — Petitesse extrême du pouls, anxiété, défaillances, soif inextinguible, douleur obscure.

On peut lui reconnaître plusieurs périodes :

1re *période*. — Démangeaison, apparition des vésicules.

2e *période*. — Aréoles vésiculaires, cuisson extrême.

3e période. — Tumeur élastique, symptômes généraux graves.

4e période. — Désorganisation locale.

TRAITEMENT.

RHUS TOXICOD. — Répond à la première et souvent même à toutes les périodes de la pustule maligne.

LACHESIS. — Dans la deuxième période.

SECALE CORNUTUM. — Dans la troisième.

METALLUM ALBUM. — Dans la quatrième.

Il sera sans inconvénient de passer successivement à l'usage de ces médicaments, tant qu'on ne remarquera pas d'amendement dans les symptômes de l'affection.

RACHITISME (RAMOLLISSEMENT DES OS).

DÉFINITION. — Affection qui attaque ordinairement les enfants et peut se manifester à la suite du scorbut, des scrofules, de la syphilis, des affections arthritiques.

CAUSES. — Disposition héréditaire, sexe féminin, époque de la dentition et de la menstruation, masturbation, défaut d'exercice, nourriture insuffisante et malsaine, habitation dans les lieux obscurs, froids humides.

SYMPTÔMES. — Raccourcissement, ramollissement, courbure des os longs, gonflement de leurs extrémités, noueure, déviation de la colonne vertébrale, flaccidité, décoloration des téguments, amaigrissement, développement disproportionné de la tête, difformité de la poitrine et du bassin, stupidité, quelquefois précocité de l'intelligence.

TRAITEMENT.

SULFUR, BELLADONA, CALCAREA, SILICEA. — Seront les premiers médicaments à opposer à cette affection.

ASA FÆTIDA, MEZEREUM, PHOSPHORUS ACIDUM. — Pourront aussi trouver leur place, comme moyens auxiliaires, dans le ratichisme.

RÉTRÉCISSEMENT DE L'URÈTRE.

DÉFINITION. — C'est la diminution de la capacité du canal urétral.

Trois espèces :

1re *espèce.* — Rétrécissement spasmodique.

2e *espèce.* — Rétrécissement inflammatoire.

3e *espèce.* — Rétrécissement organique.

CAUSES. — Urétrite traitée par les astringents, écarts de régime.

SYMPTÔMES. — 1re *espèce*. — Cours de l'urine tantôt libre, tantôt interrompue ; introduction de la sonde tantôt libre, tantôt impossible.

2e *Espèce*. — Excrétion de l'urine difficile et douloureuse, écoulement tachant le linge, douleur vive par l'introduction de la sonde arrivée sur l'obstacle, sonde pincée par les parois de l'urètre ; le moindre excès exaspère le mal.

3e *Espèce*. — Sortie de l'urine par un jet délié, bifurqué, contourné en spirale ; bientôt écoulement de l'urine goutte à goutte, violents efforts d'excrétion se renouvelant à chaque instant, fatigues excessives : un excès rend la rétention complète.

TRAITEMENT.

BELLADONA. — Le rétrécissement spasmodique cède à ce médicament ; CANTHARIS puis CANNABIS seront successivement administrés contre le rétrécissement inflammatoire de l'urètre.

Contre le rétrécissement organique, on donnera SULFUR, PULSATILLA, PETROLEUM, CLEMATIS ERECTA et RHUS TOXICOD.

RHUMATISME.

DÉFINITION. — Affection caractérisée par une douleur vive dans une ou plusieurs articulations, avec gonflement, rougeur et fièvre.

Causes. — Tempérament sanguin, intempérance, exposition au froid, à la pluie, aux variations atmosphériques, habitations dans les lieux humides.

Symptômes. — Courbature, frissons irréguliers, anorexie, soif, fièvre, raideur des articulations; bientôt douleurs lancinantes, exaspérées par la pression et les mouvements, rougeur et gonflement des parties, fluctuation; les mouvements produiront le relâchement des parties, pouls large et vibrant, peau chaude, sueur profuse, urines rouges, constipation, céphalalgie intense, mobilité, déplacement subit de la maladie, qui d'une articulation émigre sur une autre, et peut envahir simultanément toutes les jointures. Alors changement de position impossible, la douleur est ordinairement limitée aux articulations, mais peut envahir tout le membre. Elle s'exaspère la nuit avec sueur abondante, insomnie ou sommeil agité.

La marche de cette inflammation est régulière ou irrégulière; toutes les articulations se reprennent de nouveau quelquefois, au moment où la guérison semble arriver, d'autres fois, tous les symptômes disparaissent, à l'exception de la fièvre; on doit craindre alors de nouveaux accidents.

TRAITEMENT.

Aconit. — Convient, s'il y a vive excitation du système vasculaire, congestion à la poitrine et à la tête.

Bryonia. — S'il y a déchirement, tension, élancements dans les articulations, qui sont rouges, gonflées ; exaspération la nuit, par le toucher et le mouvement, sueurs abondantes d'odeur acide.

COLCHICUM. — Quand les douleurs déchirantes, élançantes, plus fortes le soir et la nuit, s'exaspèrent par le mouvement et le toucher, et si le gonflement des articulations est peu prononcé.

PULSATILLA. — Si l'affection, passant rapidement d'une articulation à une autre, les douleurs augmentent le soir, cessent en laissant de l'engourdissement, de la faiblesse et du gonflement des parties qui ont été atteintes.

ROUGEOLE.

DÉFINITION. — Affection de la peau, se transmettant par le contact médiat et immédiat.

SYMPTÔMES. — Alternative de chaleur et de frissons, suivie de fièvre ardente, irritation vive des muqueuses, coryza, éternuements répétés, toux violente, tuméfaction des paupières, conjonctives rouges, larmoiement, céphalalgie intense, langue blanche, inappétence, assoupissement ; ensuite se montrent des taches rouges, séparées par des espaces sans couleur. Leur apparition a lieu successivement au visage, au cou, à la poitrine, puis sur tout le corps. Ces taches sont plus ou moins proéminentes, souvent sous forme de petites aspérités ; vers le septième jour, elles s'obscurcissent, et la peau devient rugueuse ; enfin arrive la desquammation qui se fait par plaques, par écailles furfuracées ; mais la toux et l'oppression continuent, ainsi que l'inflammation concomitante des muqueuses.

TRAITEMENT.

ACONIT. — Contre la fièvre avec grande chaleur, agitation, toux sèche, creuse, élancements dans les côtés de la poitrine, saignement de nez.

BELLADONA. — Dans le mal de gorge violent avec déglutition impossible ou très-douloureuse, mal de tête considérable, délire.

BRYONIA. — Fera reparaître l'éruption rentrée.

PULSATILLA. — Est le remède principal de la rougeole ; il doit être administré dans toutes ses périodes, mais surtout lorsque déjà la fièvre a un peu diminué, et jusqu'à disparition des symptômes de l'état aigu.

SULFUR. — Est bien placé après PULSATILLA, lorsque l'inflammation des yeux devient considérable, l'éruption peu développée, et qu'en même temps il existe de la faiblesse, des maux de tête, des douleurs dans les membres et de l'insomnie.

SARCOCÈLE.

DÉFINITION. — C'est une affection du testicule sous

la forme d'une tumeur solide, avec altération organique des parties.

CAUSES. — Abus des plaisirs vénériens, maladies vénériennes, tempérament lymphatique, coups, pressions, contusions, attouchements réitérés.

SYMPTÔMES. — 1re *Période*. — Augmentation de volume des testicules, douleurs légères, par le toucher on sent un engorgement plus ou moins dur, d'abord il est borné à une partie du testicule ; mais bientôt il envahit tout l'organe, s'étend jusqu'à l'épididyme et offre alors une tumeur dure, pesante, quelquefois bosselée ; jusque-là, douleurs peu vives.

2e *Période*. — Élancements dans la tumeur, comme des piqûres d'aiguille ; le moindre attouchement, le plus léger choc les exaspère. Ces douleurs lancinantes reviennent plus ou moins souvent, et avec plus ou moins d'intensité. Tumeur plus volumineuse se ramollissant en quelques points ou dans toute son étendue, adhérence de la peau à la tumeur. Veines sous-cutanées variqueuses : toutes les parties environnantes sont entraînées dans la sphère de la tumeur ; le cordon devient lui-même gros, dur, noueux ; il se forme sur la peau violacée de petites fissures, qui deviennent bientôt de véritables ulcères ; perte d'appétit, langueur des fonctions digestives, fatigue, toux sèche, œdème des membres inférieurs, marasme, teinte jaune paille de la peau.

TRAITEMENT.

CLÉMATIS. — S'il y a douleurs élançantes dans les testicules qui sont douloureux au toucher, traction dans les cordons spermatiques jusqu'aux aines.

AURUM. — Convient s'il existe gonflement, dureté des testicules qui ne sont douloureux qu'au toucher.

RODODENDRON. — Dans le gonflement et l'induration des testicules avec douleurs tractives et contusives dans ces mêmes parties, qui sont rétractées.

SATYRIASIS

DÉSIR DÉSORDONNÉ DU COÏT.

DÉFINITION. — C'est l'érection continuelle du pénis avec penchant irrésistible et presque insatiable à exercer l'acte vénérien.

CAUSES. — Abus du coït ou continence forcée, développement précoce ou tardif des organes génitaux, malpropreté des vêtements, affection dartreuse envahissant l'urètre, ingestion de cantharides, excitations cérébrales.

SYMPTÔMES. — Tendance irrésistible aux plaisirs de l'amour, avec faculté de répéter l'acte vénérien sans épuisement. Tristesse, abattement, propos obscènes, agitation, rougeur, état de démence et de manie, quand les désirs ne sont pas satisfaits. Chez tous les individus qu'on a observés, on a remarqué plusieurs accès de délire érotique se calmant et revenant sous l'influence de la plus légère excitation. Toujours on voit les accès précédés d'érections fréquentes, le sommeil est troublé par des rêves lubriques et interrompus par de fréquentes pollutions, propos et gestes lascifs.

TRAITEMENT.

CANTHARIS. — S'il y a désir vénérien exalté avec érections fréquentes et douloureuses, brûlement dans l'urètre après l'éjaculation.

CHINA. — Contre désir exalté du coït, avec idées lascives continuelles, surtout chez les personnes faibles.

PHOSPHORUS. — Exaltation de l'appétit vénérien, désir constant du coït, avec érections violentes le matin et le soir, surtout chez les personnes d'un tempérament vif, sensibles, aux yeux bleus, à la taille svelte et aux cheveux blonds.

PULSATILLA. — Chez les personnes d'un caractère doux, sensible, s'il y a grande exaltation de l'appétit vénérien, avec érections douloureuses et fréquentes, avec éjaculation sans douleur.

CONIUM. — Chez les célibataires d'une abstinence absolue, s'il y a désir fréquent du coït, érections, éjaculations fréquentes et abondantes.

NÉNUPHAR, AGNUS CASTUS. — Dans les mêmes circonstances que le précédent.

NUX VOMICA. — Chez les personnes d'un tempérament vif, colérique ou sanguin, s'il y a désir vénérien, exalté, avec érections le matin surtout. Chez les femmes dont les règles sont toujours en avance, et s'il y a chaleur dans les parties, extase érotique, facile surtout le matin au lit.

PLATINA. — Chez les femmes nerveuses, s'il y a grande exaltation de l'appétit vénérien, avec fourmillement voluptueux dans les parties génitales.

VERATRUM. — Exaltation immodérée de l'appétit vénérien pendant la grossesse ou chez les femmes en couches.

SCARLATINE (FIÈVRE ROUGE).

DÉFINITION. — Exanthème contagieux caractérisé par de larges plaques d'un rouge framboisé, occupant toute la surface du corps.

CAUSES. — Etat puerpéral, enfance, contagion.

SYMPTÔMES. — *1re Période.* — Frissons, fièvre, malaise considérable, céphalalgie, épistaxis, nausées, vomissements, mal de gorge, délire, convulsions.

Deuxième période. — Tuméfaction de la face, taches d'un rouge vif, que la pression efface, gagnant successivement le cou, la poitrine et les membres. Coloration générale écarlate ou bien disséminée par larges plaques irrégulières, laissant à la peau son aspect normal dans les intervalles. Température du corps augmentée. Prurit et démangeaison; gonflement des mains et des pieds, tuméfaction de ganglions sous-maxillaires; la bouche et le pharynx offrent une belle couleur framboisée.

Troisième période. — La rougeur pâlit, la fièvre s'éteint, la desquammation se fait dans l'ordre de la manifestation. Cette affection s'accompagne souvent de complications sérieuses, comme hémorragies, inflammation des viscères de la poitrine, de l'abdomen et du cerveau.

TRAITEMENT.

BELLADONA. — Est le spécifique de cette affection. Elle doit être employée à toutes les périodes.

MERCURIUS. — Si l'inflammation de la gorge était considérable et ne diminuait pas d'une façon sensible sous l'influence du premier médicament, on donnerait MERCURIUS, puis on reviendrait à BELLADONA.

BRYONIA. — Sera employé pour rappeler l'éruption, si elle venait à rentrer, puis on donnera BELLADONA de nouveau.

IPECA. — Pendant que les symptômes gastriques pré-

23.

dominent et qu'ils sont accompagnés d'insomnie, de mauvaise humeur et de grande disposition à pleurer.

SCORBUT.

Deux variétés.

Primitif. — Épidémique, à marche rapide et effrayante.

Secondaire. — A marche lente, à symptômes moins graves.

CAUSES. — Humidité, usage de salaisons, disette, air vicié, constitution affaiblie, privations, malpropreté.

SYMPTÔMES. — *Première période.* Gencives rouges, tuméfiées, molles, saignantes ; fétidité de l'haleine, pâleur, lividité, bouffissure de la face, plaques noirâtres, livides, disséminées sur la peau ; tristesse, lassitude générale, exercices pénibles, tendance au repos.

Deuxième période. — Gencives fongueuses, exhalant une odeur fétide, hémorragies des muqueuses, œdème des membres inférieurs, ulcères à bords livides, laissant échapper une humeur ichoreuse et noirâtre, progression difficile.

Troisième période. — Ulcérations fongueuses fétides, hémorragies des muqueuses plus fréquentes, dyspnée, syncopes au moindre mouvement, hydropisie, hypocondrie.

TRAITEMENT.

MERCURIUS. — Est le médicament qui répond le mieux à l'ensemble des symptômes de cette affection.

MURIATIS ACIDUM, CARBO VEGETABILIS, NUX VOMICA, STAPHYSAGRIA. — Pourront au besoin seconder l'action du médicament précédent.

SCROFULES

ÉCROUELLES, HUMEURS FROIDES.

CAUSES. — Tempérament lymphatique, lait d'une nourrice scrofuleuse, air vicié, humidité, aliments farineux dans le jeune âge ; constitution caractérisée par cheveux blonds, yeux bleus, peau fine et colorée, développement précoce des facultés intellectuelles et des organes génitaux, par la fréquence des maladies des membranes muqueuses et de la peau.

SYMPTÔMES. — Tuméfaction indolente, dure, irrégulière des glandes du cou, des aisselles ; sans changement de couleur à la peau. Les glandes restent tantôt stationnaires, tantôt s'accroissent rapidement et s'accompagnent d'excitation générale, puis ces tumeurs se ramollissent et deviennent fluctuantes ; la peau qui les surmonte devient successivement luisante, bleuâtre, rougeâtre et azurée; il s'y forme ensuite des ulcères, tuméfiés, rugueux, décollés, livides, aissant suinter un liquide limpide, grumelé; puis cicatrices analogues à celles des brûlures, enfin fongosités des ulcères, marasme, fièvre hectique.

TRAITEMENT.

OLEUM JECORIS MORRHUÆ. — Au début du traitement, si le malade présente les symptômes scrofuleux, tels que décoloration de la peau, amaigrissement, faiblesse, répugnance pour les aliments et le mouvement.

BELLADONA. — Dans les mêmes circonstances, mais aussi lorsque les glandes du cou sont gonflées, dures, douloureuses, et qu'en même temps il existe des affections des yeux, des paupières; mais dans le cas où les glandes seraient ulcérées, il ne faudrait user de BELLADONA que pour enrayer le traitement.

RHUS, IODIUM. — S'il y a glandes du cou, de la nuque ou de la mâchoire, gonflées, dures et sans douleurs.

DULCAMARA. — Convient s'il existe gonflement assez volumineux des glandes, de la nuque ou des vaisseaux lymphatiques du cou formant des cordons noueux, et si en même temps le malade présente des affections cutanées.

CONIUM. — Quand les glandes sont très-dures et sans douleurs.

• NATRUM CARBONICUM. — Contre dureté des glandes,

faiblesse, amaigrissement, paresse, sueurs nocturnes.

Baryta carbonica. — Si les glandes de la mâchoire sont gonflées, dures et douloureuses; amaigrissement, moral affaibli.

Aurum. — Dans les mêmes circonstances que le précédent, s'il y a grande faiblesse générale.

Calcarea. — Contre ulcérations des glandes et des os, amaigrissement, faiblesse extrême.

Sulfur, Mercurius. — Dans engorgement, induration et même ulcération des glandes, inflammation des yeux, amaigrissement, faiblesse.

Silicea. — Contre ulcérations, suppuration des glandes, carie, affection des os.

SOMNAMBULISME.

Définition. — C'est un état de sommeil offrant dans l'action de quelques facultés intellectuelles une persistance telle, que ces facultés semblent agir rationnellement et commander le jeu des sens, des mouvements. Cet état offre une foule de degrés divers. Celui où, excité par un rêve, l'on tient des discours suivis, l'on se lève de son lit, jusqu'à celui dans lequel sont exécutés les mouvements les plus complexes et les plus délicats. Ne voit-on pas des individus qui, pendant le sommeil, voient, entendent, marchent, écrivent, peignent, font des vers, de la musique, répondent avec justesse aux interrogations qu'on leur adresse? Le somnambule exécute tous les actes de la vie sous l'empire de celles de ses idées qui sont éveillées et des émotions qui se lient à ces idées; il n'a pas conscience du danger auquel il s'expose. En effet, il gravit les toits, il traverse les endroits périlleux, qu'il lui serait impossible de traverser en état de veille.

TRAITEMENT.

Bryonia, Phosphorus. — Sont les premiers médicaments à opposer au somnambulisme.

Silicea. — Trouvera souvent sa place après les précédents.

SPERMATORRHÉE.

Définition. — Évacuation involontaire de la liqueur spermatique.

Causes. — Excès vénériens, affections des voies urinaires, lésions de la moelle épinière, continence prolongée.

Symptômes. — Que les pollutions soient diurnes ou nocturnes, elles sont caractérisées par l'expulsion subite du sperme en quantité notable et à des intervalles plus ou moins éloignés, diminution dans l'énergie et la

durée des érections, tandis que l'éjaculation devient
plus facile, puis arrive l'impuissance, le sperme devient
plus liquide et les animalcules sont plus petits et moins
vivaces; tiraillements d'estomac, défaillances, digestions laborieuses, pesanteur à l'épigastre, malaise, pouls
accéléré, trouble des idées, tendance à l'assoupissement, borborygmes, distension du ventre par des gaz,
coliques venteuses, diarrhées infectes, suffocation, dépérissement général, teint jaune et plombé; yeux cernés, essouflement au moindre mouvement, vertiges,
tintement d'oreilles, perte de connaissance, affaiblissement de la vue et de l'ouïe.

TRAITEMENT.

China.— Contre les pollutions nocturnes, fréquentes,
avec érections, affaiblissement, suite d'excès sexuels ou
de masturbation.

Phosphor. acid. — S'il y a pollutions fréquentes nocturnes, avec érections suivies de grande faiblesse, suite
d'onanisme, d'amour malheureux.

Selenium. — Pollutions sans érections, écoulement
insensible de sperme et de liqueur prostatique pendant
le sommeil, sperme séreux, sans odeur, érection faible
pendant le coït, suivi de faiblesse et de mauvaise humeur.

Graphites. — Écoulement de sperme involontaire,
sans érections.

Kali carbonicum. — Dans les pollutions très-fréquentes, suivies d'exaltation excessive de l'appétit vénérien. Après les pollutions, faiblesse générale, et surtout de la vue.

Lycopodium. — Après les pollutions, écoulement de liqueur prostatique, lassitude dans les membres.

Conium. — Pollutions immodérées chez les célibataires à principes sévères.

Natrum carbonicum. — Pollutions avec érections douloureuses.

Phosphor. — Pollutions par trop fréquentes, après lesquelles se manifestent des douleurs dans les testicules.

Sepia. — Après les pollutions, fatigue morale et physique.

Sulfur. — Pollutions avec sperme aqueux.

SPLÉNITE.

Définition. — C'est l'inflammation du tissu de la rate.

Causes. — Fièvres intermittentes, coups, contusions, chute sur l'hypocondre gauche, refroidissement, suppression d'un flux habituel, frayeur, chagrins prolongés.

Symptômes. — Frisson initial, puis chaleur et sueur

abondantes, abattement considérable, nausées, tension à l'épigastre, souvent vomissements, quelquefois de sang ou de bile, gêne à la région de la rate, puis douleur s'irradiant dans l'abdomen et l'épaule gauche. Soulèvement de la région splénique, rénitence marquée, soif, urine avec sédiment briqueté, fièvre intense continue ou avec accès, qui se rapprochent et deviennent irréguliers; hoquet, défaillances, ballonnement du ventre, diarrhée, agitation, délire, collapsus.

TRAITEMENT.

ACONIT. — Est appelé à combattre la fièvre.

CHINA. — Dans l'affaiblissement causé par des vomissements de sang trop fréquents, les élancements vifs dans la région de la rate, devenue dure et douloureuse au toucher.

METALLUM ALBUM. — Contre faiblesse excessive, diarrhée douloureuse, sanguinolente, suite de fièvres intermittentes coupées par le quinine.

ARNICA. — S'il y a vomissement de sang coagulé, d'un rouge foncé, élancement dans la rate et l'hypocondre gauche, avec gêne de la respiration. Dans la splénite par suite de coups.

NUX VOMICA. — S'il y a vomissement de sang de couleur foncée, gonflement et douleur de la région de la rate, répugnance pour les aliments, constipation, souffrances gastriques.

STÉRILITÉ.

DÉFINITION. — C'est l'état d'une femme privée de la faculté d'avoir des enfants.

CAUSES. — Formes rudes et carrées, mamelles peu développées, embonpoint considérable, défaut de convenance entre le tempérament des époux, tempérament érotique, répétition fréquente du coït, absence de la menstruation, lésion morbide des organes génitaux.

TRAITEMENT.

PLATINA. — Si un appétit vénérien excessif cause la stérilité.

CONIUM. — Quand elle est causée par l'absence des règles.

CALCAREA, NATRUM MURIATICUM, MERCURIUS. — Lorsque la stérilité dépend d'une menstruation trop hâtive et trop abondante.

GRAPHITES. — Chez la femme dont les règles sont toujours en retard.

AMMONIUM CARBONICUM. — Chez celles dont les règles sont trop faibles.

SABINA. — Si la femme est sujette aux métrorragies et perd beaucoup trop de sang à ses règles.

STOMATITE.

DÉFINITION. — Inflammation de la muqueuse qui tapisse la cavité buccale.

CAUSES. — Dentition, carie dentaire, accumulation de tartre, contact d'un liquide irritant, échauffant, alimentation trop abondante.

SYMPTÔMES. — Points rouges ou plaques rouges disséminés à la face interne des lèvres, sur les gencives, au palais, sur la langue, à l'intérieur des joues. L'inflammation s'étend parfois au tissu sous-muqueux, surtout à la langue; et alors glossite parenchymateuse, ou bien aux joues où l'on voit l'empreinte des dents, douleur cuisante augmentée par les aliments et par les mouvements des mâchoires. Cuisson vive, s'il y a des érosions, au début sécheresse, plus tard salivation; peu de symptômes généraux et réactionnels.

TRAITEMENT.

MERCURIUS. — Convient, s'il y a odeur fétide de la bouche, écoulement abondant de salive d'odeur cadavéreuse, aphthes, gencives fongueuses, décollées, saignant facilement; gonflement et inflammation de l'intérieur de la bouche et de la langue, avec douleur cuisante, augmentée par le contact des aliments et les mouvements des mâchoires.

Nux vomica. — Contre la stomatite provenant d'é-
chauffement ou d'une alimentation trop abondante, avec
odeur fétide, grande sécheresse de la bouche, gonflement inflammatoire du palais et des gencives, devenues
douloureuses. Langue sèche avec rougeur vive des
bords, plaques ou points rouges, douloureux dans la
bouche, avec sensation comme si tout était au vif.

Nitri acidum. — Si la stomatite survient après l'u-
sage du mercure.

Borax. — Dans la stomatite des enfants, à l'époque
de la dentition.

Staphysagria. — Contre celle qui provient de carie
dentaire.

SYNCOPE

DÉFAILLANCE, ÉVANOUISSEMENT.

Définition. — Perte subite du sentiment et du mou-
ment, produite par la cessation ou l'affaiblissement de
la circulation.

Causes. — Douleurs aiguës, vives émotions morales,
impression de certaines odeurs, vue d'objets effrayants,
hémorragie, affaiblissement, maladie prolongée.

Symptômes. — Perte subite de sentiment et de mouvement, pâleur excessive de tout le corps, peau froide

avec sueur abondante ; convulsions passagères des membres, arrêt de la circulation et de la respiration, pouls insensible : c'est à peine si on distingue quelques faibles mouvements du cœur.

Quelquefois la syncope est moins prompte et précédée de malaise, de langueur, d'anxiété précordiale, de nausées. Les malades ne perdent même pas tout à fait connaissance ; quelques-uns entendent des bruits confus, ont des bourdonnements d'oreilles, la vue troublée par des nuages, font des efforts pour se soulever, prononçant des sons inarticulés, laissant échapper involontairement les urines et les fèces. Ici, il n'y a qu'affaiblissement de la circulation et de la respiration ; il y a moins de refroidissement à la peau. Les syncopes de cette sorte sont désignées par le nom de lipothymies ; c'est à cette espèce qu'il faut rapporter les défaillances éprouvées par quelques femmes nerveuses ou hystériques, qui pendant un certain temps perdent connaissance, sans pâleur, sans refroidissement, sans changement remarquable dans le pouls et la respiration.

TRAITEMENT.

CHINA. — Si la syncope vient d'une grande faiblesse par perte de sang ou autres causes affaiblissantes.

IGNATIA. — Dans la syncope causée par une émotion vive et pénible. Chez les femmes hystériques.

OPIUM. — Si c'est la peur qui l'a produite.

Aconit. — Si elle est causée par une douleur vive et qu'il y ait forts battements de cœur.

Nux vomica. — Quand elle succède à l'abus des boissons alcooliques et qu'elle se manifeste le matin ou après le repas, avec nausées et douleur d'estomac.

Chamomilla. — Lorsqu'après une colère il y a vertiges, mouvements convulsifs des membres, puis syncope.

Moschus. — Contre la syncope accompagnée de dyspnée chez les femmes hystériques.

SYPHILIS (VÉROLE).

Définition. — Inflammation spécifique déterminée par le virus vénérien.

Il faut admettre des accidents primitifs et des accidents secondaires.

1° *Accidents primitifs.* — Chancres, blennorragie virulente, pustules, engorgement douloureux dans le trajet des lymphatiques, tumeurs glandulaires, bubons, abcès des grandes lèvres, orchite, ophthalmie, tuméfactions des genoux.

2° *Accidents consécutifs subdivisés en symptômes secondaires.* — Ulcères récidivés aux organes de la génération, ulcérations de la gorge et de la bouche, pustules à l'anus, au vagin ou au scrotum, croûtes du cuir chevelu, symptômes constitutionnels, ulcères aux fosses nasales, douleurs ostéocopes, périostoses, exostoses, carie, nécrose, tumeurs gommeuses, iritis, céphalées nocturnes, amaurose.

Rarement un même individu présente plusieurs de ces signes, un seul bien caractérisé suffit pour reconnaître la syphilis. On reconnaît les ulcères vénériens à leur fond gris escavé, à leurs bords d'un rouge vif, durs et coupés perpendiculairement.

TRAITEMENT.

Pour les accidents primitifs, chancres, bubons, blennorragie, on suivra le traitement indiqué à chacun de ces articles.

Dans les affections secondaires, on devra user des mêmes moyens, mais insister davantage sur leur emploi.

Le chancre induré serra efficacement combattu par MERCURIUS PRECIPITATUS RUBER, HEPAR SULFURIS et NITRI ACIDUM, si le premier ne suffit pas.

IODIUM et NITRI ACIDUM. — Contre les ulcères secondaires de la bouche et de la gorge.

IODURE DE POTASSIUM. — S'il se joint des douleurs ostéocopes.

ASA-FÆTIDA, AURUM, HEPAR SULFURIS, NITRI ACIDUM. — Méritent aussi d'être pris en considération.

TEIGNE.

DÉFINITION. — Affection bornée ordinairement au cuir chevelu, où elle produit souvent des ulcérations profondes.

CAUSES. — Malpropreté, propagation par contact.

SYMPTÔMES. — Chaleur, rougeur, tuméfaction, prurit au cuir chevelu, céphalalgie, éruption de petites vésicules avec une auréole rouge, laissant échapper une humeur visqueuse qui colle les cheveux, déracine les bulbes, altère la peau, quelquefois même les os du crâne, douleur insupportable surtout la nuit, amaigrissement, engorgement des glandes du cou, apparition de tumeurs à l'occiput, aux épaules, aux aisselles, paupières rouges, yeux larmoyants, affaiblissement des facultés intellectuelles. On a admis cinq formes particulières.

1º *Teigne faveuse.* — Tubercules sphériques d'un jaune cendré tendant à s'ulcérer et laissant suinter une humeur jaunâtre d'une odeur infecte, croûtes épaisses, tombant et se reproduisant sans cesse.

2º *Teigne granulée.* — Tubercules inégaux, irréguliers, d'une coloration brune cendrée, petites croûtes dures, d'une odeur de beurre rance, prurit incommode, rougeur luisante de la peau sous-jacente.

3° *Teigne furfuracée.* — Écoulement d'humeur visqueuse qui se dessèche, écailles furfuracées, facilement détachées.

4° *Teigne amiantacée.* — Petites écailles inondant les cheveux, d'un brillant argentin.

5° *Teigne muqueuse ou croûte de lait.* — Elle se montre sur les enfants dès leur naissance et jusqu'au sevrage. Croûtes jaunâtres, verdâtres, d'une odeur de lait aigre.

TRAITEMENT.

SULFUR. — S'il y a boutons démangeant ; croûtes laissant suinter un pus épais et fétide, glandes du cou et des machoires engorgées.

HEPAR SULFURIS. — Dans la teigne faveuse avec tubercules, douloureux au toucher, croûtes suintant une humeur fétide, et si en même temps, les yeux sont enflammés et la cornée ulcérée.

CALCAREA. — Secondé de SULFUR contre la teigne granulée, croûtes jaunes, suppuration sur et derrière les oreilles.

OLEANDER puis ALUMINA. — Contre la teigne furfuracée.

RHUS. — Dans la teigne muqueuse avec croûtes suppurantes, épaisses, verdâtres, pruriteuses et rongeant les cheveux.

Metallum album. — S'il y a croûtes jaunâtres en suppuration, avec prurit rongeant et douleur d'ulcération au cuir chevelu.

Graphites. — Contre croûtes pruriteuses, suintantes, fétides.

Lycopodium. — Croûtes fétides couvrant tout le cuir chevelu.

Staphysagria et Mercurius. — Dans la teigne amiantacée, ainsi que contre croûtes suintantes et très-fétides, gonflement douloureux des glandes du cou et des mâchoires.

TÉTANOS.

Définition. — Affection caractérisée par une contraction violente et permanente des muscles des mâchoires et du tronc.

Causes. — Blessure des nerfs, suppression de la transpiration, présence de vers et de matières âcres dans le canal intestinal, répercussion de maladies cutanées, affections tristes.

Symptômes. — Début quelquefois brusque, ordinairement sentiment de raideur à la nuque, difficulté d'avaler, par moments déglutition impossible, tête portée en

avant ou en arrière, mâchoire inférieure fixée à la supérieure d'une manière immobile. C'est là le trismus,
signe pathogmonique de la maladie. S'il n'y a de con-
tractés que les muscles d'une partie du corps, c'est le
pleurosthotonos. Dans le degré le plus élevé, il y a contraction de tous les muscles, pouls précipité, irrégulier,
respiration difficile, pâleur de la face, sueur froide de
tout le corps, vers la fin, délire, vomissements, urine
rare et dysurie.

TRAITEMENT.

ARNICA. — A la suite de lésions mécaniques.

OPIUM. — Contre le tétanos qui survient par blessure
des nerfs.

STANNUM et CINA. — Successivement, si le tétanos
est causé par la présence de vers dans le canal intestinal.

RHUS, LACHESIS, MATRUM MURIATICUM. — Dans le tétanos causé par rétrocession d'exanthème.

IGNATIA, HYOSCIAMUS, BELLADONA. — Si le tétanos se
manifeste à la suite d'émotions morales tristes.

TUMEUR LACRYMALE

FISTULE LACRYMALE.

La tumeur lacrymale est formée par la dilatation du

sac lacrymal, et la fistule est un ulcère qui communique par une ouverture accidentelle avec quelques points du trajet que parcourent les larmes.

CAUSES. — L'enfance, le tempérament lymphatique, une inflammation quelconque des narines, les scrofules, l'eczéma des narines et des lèvres.

SYMPTÔMES. — Au début, léger épiphora, chaleur, démangeaison, engourdissement au grand angle de l'œil ; puis survient un peu d'empâtement, de tuméfaction. Si on presse la tumeur, on fait sortir par les points lacrymaux, tantôt un liquide clair et transparent, tantôt une matière muqueuse ou purulente : par la pression on peut aussi provoquer l'écoulement de ces matières par le nez. La tumeur se dissout et augmente de volume pendant la nuit.

La fistule lacrymale n'est qu'une des terminaisons de la tumeur du même nom ; la fistule peut s'ouvrir dans le méat moyen des fosses nasales ; mais presque toujours cette ouverture se fait au dehors, et au devant du sac lacrymal.

TRAITEMENT.

CALCAREA, PULSATILLA, NITRI ACIDUM, SILICEA et SULFUR. — Sont les médicaments qui répondent le mieux à cette affection.

ULCÈRES.

Définition. — Solution de continuité des parties molles avec suppuration entretenue par un vice local ou par cause interne, sans tendance à la guérison.

Causes. — Décollement et amincissement de la peau privée de tissu cellulaire, dilatation variqueuse des veines, état fongueux, carie, larves d'insectes, virus vénérien, dartreux, cancéreux, scorbutique, scrofuleux. Nous allons passer en revue les ulcères les plus communs.

1° *Ulcères vénériens.* — Quelques jours après l'infection, démangeaison avec rougeur de la partie où l'ulcère va se développer; petit engorgement sur lequel surviennent des phlyctènes qui, en s'ouvrant, donnent naissance à l'ulcère qui augmente et devient douloureux, enflammé, et donne un pus grisâtre visqueux et d'une odeur particulière; bords renversés, coupés à pic, accroissement en largeur plus qu'en profondeur, engorgement des ganglions lymphatiques environnants.

2° *Ulcères scrofuleux.* — Symptômes. Ils se tirent de toute l'habitude du corps présentant les signes extérieurs des scrofules; si l'ulcère a été précédé d'un abcès lent et froid, couleur pâle et blafarde du fond, décollement des bords, pus séreux.

3° *Ulcères dartreux.* — Ce sont les ulcères dont la

circonférence est entourée d'une affection dartreuse. Altération du corps réticulaire de la peau, forme circulaire, petits boutons avec suintement de sérosité ichoreuse, base entourée d'une auréole inflammatoire, cuisson brûlante.

4° *Ulcères scorbutiques.* — Signes de scorbut, ecchymoses aux environs de l'ulcère, gencives molles, plaie brune, fongueuse, saignante, avec sanie putride et sanguinolente.

TRAITEMENT.

MERCURIUS, HEPAR SULFURIS, NITRI ACIDUM. — Seront opposés aux ulcères vénériens.

LYCOPODIUM, SULFUR, CALCAREA. — Contre les ulcères scrofuleux.

METALLUM ALBUM, SILICEA, MERCURIUS, PULSATILLA. — Répondront aux ulcères dartreux.

CARBO VEGETABILIS, MURIATIS ACIDUM, STAPHYSAGRIA, MERCURIUS. — Seront administrés pour combattre les ulcères scorbutiques.

URÉTRITE (GONORRHÉE).

DÉFINITION. — C'est l'inflammation du canal de l'urètre.

CAUSES. — Présence d'une bougie, d'un corps étranger dans le canal, injections irritantes, équitation prolongée, masturbation, coït pendant la menstruation, durant l'écoulement de flueurs blanches âcres, des lochies, sanie des ulcères de la matrice, virus vénérien, ascarides dans le rectum, usage immodéré de la bière.

SYMPTÔMES. — Sensation de chatouillement et de consstriction à l'extrémité de la verge, puis cuisson incommode, méat urinaire rouge, tuméfié; une mucosité limpide gonfle les lèvres, besoins fréquents d'uriner; l'émission de l'urine provoque une douleur brûlante, le gland devient volumineux et sensible, le prépuce se tuméfie; souvent phimosis ou paraphimosis, érections fréquentes, très-douloureuses, surtout à la chaleur du lit; puis l'écoulement augmente, s'épaissit et enfin devient jaune et vert. Tous les symptômes inflammatoires s'accroissent pendant quinze jours pour décroître ensuite; l'écoulement diminue, devient blanc, visqueux. Telle est la marche de l'urétrite légère. Au contraire, l'inflammation est-elle intense, les douleurs sont très-vives et se propagent jusqu'au col de la vessie. On remarque des stries sanguinolentes dans la matière de l'écoulement; de plus, il y a strangurie, hématurie, érections fréquentes et très-douloureuses, verge violemment courbée en bas, ténesme, tuméfaction des ganglions inguinaux, testicules et ganglions spermatiques douloureux.

TRAITEMENT.

CANNABIS. — S'il y a en urinant brûlement dans l'urètre devenu enflammé et douloureux au toucher, écoulement de mucosités jaunâtres.

CANTHARIS. — Sera indiqué par les signes suivants : urine difficile, coulant goutte à goutte avec cuisson ; douleurs incisives dans l'urètre pendant et après la mixtion ; érections violentes, douloureuses.

MERCURIUS. — Lorsque l'inflammation a cédé ou du moins bien diminué sous l'influence des deux premiers médicaments et que l'écoulement est devenu verdâtre.

SULFUR. — Si MERCURIUS n'a pas suffi pour enlever l'écoulement devenu par son action plus liquide et d'un blanc jaunâtre.

PETROSELINUM. — Suffit souvent dans la gonorrhée simple et bénigne, et se trouve indiqué par des **envies** pressantes et très-fréquentes d'uriner.

URTICAIRE.

DÉFINITION. — C'est une inflammation exanthémateuse de la peau, non contagieuse, caractérisée par des élevures proéminantes. Ces élevures ont une forme et une étendue variables, leur développement et leur marche sont très-irréguliers ; elles sont le siége d'un prurit plus ou moins incommode.

SYMPTÔMES. — Cette affection s'annonce par de la céphalalgie, des nausées, des douleurs épigastriques, par de l'anxiété, légères horripilations, prurit intense et chaleur au point où l'éruption va se montrer; puis apparition de plaques rouges ou blanchâtres reposant sur une auréole érythémateuse; elles sont isolées ou groupées par trois à quatre, ou confluentes. Les élevures sont proéminentes, irrégulières, de grandeur variée; la chaleur du lit augmente tous les symptômes; des poussées successives entretiennent la maladie; chaque plaque dure depuis quelques minutes jusqu'à plusieurs heures.

L'urticaire peut persister en émigrant d'une place à une autre, sans cesser tout à fait, ou bien il peut disparaître pour se montrer de nouveau sous forme d'accès avec exacerbation de tous les symptômes.

TRAITEMENT.

ACONIT. — Sera donné au début de l'affection si la fièvre est forte.

DULCAMARA. — Devra succéder à ACONIT.

RHUS et METALLUM ALBUM. — Seront administrés en cas d'insuffisance des précédents.

VARICELLE.

DÉFINITION. — Éruption cutanée, caractérisée par des vésicules transparentes, se desséchant quatre à cinq jours après leur apparition et laissant après elle pendant quelques temps de petites taches rougeâtres.

CAUSES. — Les mêmes que celles de la petite vérole.

SYMPTÔMES. — Elle débute par un léger frisson suivi de chaleur, quelquefois vomissement, accélération du pouls, malaise, céphalalgie, phénomènes durant vingt-quatre à quarante-huit heures; puis éruption de petites taches rouges. A leur centre se forment de petites vésicules remplies d'un liquide incolore. Leur base est parfois entourée d'un auréole rouge. Dès le troisième jour, coloration jaunâtre du liquide; au quatrième jour, les vésicules s'affaissent et se rident; le sixième jour, vésicules remplacées par des croûtes brunâtres qui jaunissent successivement; et le huitième jour se dessèchent de la circonférence au centre; chute des croûtes au di-dixième jour, et à leur place restent de petites taches persistant quelque temps, mais sans dépression de la peau.

Cette éruption envahit d'abord la poitrine et le dos, puis successivement la face et les extrémités, peu de fièvre, peu de trouble des fonctions, à moins de confluence.

TRAITEMENT.

ACONIT. — Pour combattre la fièvre.

COFFEA. — Si la fièvre est accompagnée d'une grande anxiété et d'agitation.

CHAMOMILLA. — Chez les enfants à l'époque de la dentition, s'il y a des accidents spasmodiques.

BELLADONA. — Si l'enfant a de la peine à soutenir la tête, et qu'il y ait assoupissement, plaintes et gémissements, face rouge et chaude, symptômes cérébraux.

PULSATILLA. — C'est le remède spécifique et préservatif dela varicelle. Il sera administré dès que les symptômes fébriles auront un peu diminué.

VARICOCÈLE.

DÉFINITION. — On appelle ainsi la dilatation des veines du scrotum et celle des veines du cordon spermatique.

CAUSES. — Disposition particulière des veines spermatiques, abus des plaisirs vénériens, masturbation, hernie ancienne, tumeur du ventre, équitation, station prolongée.

SYMPTÔMES. — Tumeur s'étendant du testicule à l'anneau inguinal, elle est noueuse, molle, élastique, comme pâteuse ; peau du scrotum mamelonnée, descendue plus bas qu'à l'ordinaire, tumeur de volume variable, augmentant par son ancienneté, diminution notable par la position horizontale, augmentation par la station prolongée ou par la fatigue. Peu volumineux, le varicocèle ne trouble pas les fonctions de l'économie, mais lorsqu'il a acquis un certain volume, le malade éprouve des

tiraillements le long du cordon, dans l'aine et les lombes.
La marche peut devenir impossible et le repos forcé.

TRAITEMENT.

Dans le traitement du varicocèle par cause traumatique, on usera d'abord d'ARNICA, puis de CALENDULA.

SULFUR, CARBO VEGETABILIS, LYCOPODIUM, LACHESIS,
PULSATILLA. — Seront d'un secours puissant dans le varicocèle reconnaissant pour cause l'abus des plaisirs vénériens, la masturbation, etc.

VARIOLE.

DÉFINITION. — Affection épidémique se communiquant
par contact médiat et immédiat, produite par un virus
particulier.

DIVISION. — Discrète ou confluente.

1° DISCRÈTE. — 1re *Période*. — Horripilation vague,
chaleur intense, nausées, fièvre vive avec céphalalgie,
courbature générale, sueur, affaissement.

2e *Période*. — La fièvre cesse, manifestation de taches rouges au visage, puis sur le tronc et dans les
membres, elles s'élargissent et soulèvent la peau.

3e *Période*. — Réapparition de la fièvre, les pustules
blanchissent au sommet, elles s'entourent d'un cercle

rouge à leur base, et se remplissent d'une sérosité pu
rulente.

4e Période. — Les pustules crèvent, sortie du pus,
dessication, chute des croûtes en écailles furfuracées.

Variole confluente. — Intensité plus grande des symptômes de la première période, quantité innombrable de
boutons, croissant avec rapidité, se rapprochant jusqu'à
ce qu'ils se confondent, et formant une vésicule continue. Exaspération des symptômes, les pustules petites,
pâles, peu saillantes, se remplissant d'un pus limpide et
rougeâtre, crèvent vers le septième jour et se creusent
en godets, face comme affectée d'érysipèle, salivation,
dégections alvines, puis dessication des croûtes, sépa-
ration de lambeaux du derme, cicatrices profondes et
indélébiles.

TRAITEMENT.

Aconit. — Sert à combattre la fièvre d'invasion, s'il
y a mal de tête, saignement de nez, courbature dans
les membres.

Belladona. — Après Aconit, si la fièvre persiste,
qu'il y ait délire violent, ophthalmie, photophobie et
menace d'affection cérébrale.

Opium. — Si la fièvre se joint à un état soporeux.

Mercurius. — Si, dès que l'éruption est déclarée, il
y a salivation, inflammation des yeux, du nez et de la

bouche. Ce médicament répond aux trois dernières périodes.

THUYA.— Après MERCURIUS, et même alterné avec ce dernier, pendant la période de suppuration.

METALLUM ALBUM.— Si les pustules deviennent noires et qu'il y ait grand épuisement.

VERRUE.

DÉFINITION. — C'est un petit tubercule plus ou moins arrondi, indolent, à surface granuleuse ou sillonnée, se développant surtout aux mains, au visage et aux parties sexuelles.

Cette tumeur jette des racines plus ou moins profondes dans la partie où elle siége, presque toujours multiple chez le même individu.

On appelle proprement verrues, celles qui sont peu élevées au-dessus du niveau de la peau et qui offrent une large base. On désigne, au contraire, par le nom de poireaux celles qui offrent un pédicule allongé, tandis que leur corps offre un renflement plus ou moins sillonné. C'est principalement dans l'enfance qu'on observe les verrues, et surtout sur les peaux fines et délicates ; elles naissent souvent sous l'influence des irritations répétées de la peau des mains, par un travail rude. Elles peuvent devoir leur origine au virus syphilitique.

TRAITEMENT.

Causticum. — Verrue au nez, aux paupières et aux bras.

Rhus, Sulfur, Thuya. — Successivement contre verrues aux mains et aux doigts.

VERS INTESTINAUX.

Les vers qui se développent dans les intestins sont les lombrics, les ascarides et le ténia.

Les lombrics ont le corps cylindrique, long de dix à quinze centimètres.

Symptômes. — Visage tour à tour rouge et pâle, dilatation des pupilles, haleine aigre, céphalalgie, prurit des narines, vertiges, palpitations, hoquet, toux, dyspnée, prurit et douleur autour de l'ombilic, sortie de vers par la bouche ou l'anus.

Ascarides. — Corps grêle et cylindrique, long de quinze à vingt millimètres.

Symptômes. — Picotement au rectum, souvent même prurit incessant.

Ténia. — Corps aplati, blanc, long de plusieurs mètres, articulé, tête armée de crochets.

Symptômes. — Pesanteur et tournoiement dans le

ventre, sentiment de piqûre à l'épigastre, gonflement et affaissement ondulatoire du ventre ; appétit vorace, amaigrissement, crachottement, défaillances, fragments de ténia dans les matières des vomissements et des selles.

TRAITEMENT.

CINA, STANNUM, CICUTA, MERCURIUS. — Contre les lombrics.

ACONIT, CALCAREA, FERRUM, SULFUR, NUX VOMICA. — Sont indiqués contre les ascarides.

FILIX MASCULA, CORTEX RADICIS GRANATORUM, CARBO ANIMAL., SABADILLA. — Sont les médicaments les plus puissants contre le ténia.

VOMISSEMENTS.

DÉFINITION. — Excrétion insolite et de nature convulsive, par laquelle les matières solides et liquides contenues dans l'estomac sont rejetées par la bouche.

Le vomissement se montre dans la plupart des degrés d'irritation ou d'inflammation de l'estomac, depuis l'embarras gastrique jusqu'à la gastrite la plus intense. On le voit survenir dans le ramollissement de la muqueuse gastrique ; chez les enfants, dans l'ulcération squirrheuse de cet organe, dans la hernie de l'estomac à la

ligne blanche, dans les cas où ce viscère est démesu-
rément distendu par des substances solides, liquides ou
gazeuses, sous l'influence d'une tumeur voisine, d'un
corset très-serré à la base de la poitrine, par les secousses de la toux dans le catarrhe pulmonaire, la
coqueluche et le croup. Le vomissement peut survenir
sans lésion de l'estomac et par un effet sympathique,
ainsi dans l'œsophagite, dans les inflammations du
voile du palais, des amygdales et du pharynx. Chez les
enfants surtout, au début des fièvres éruptives, dans les
affections cérébrales. Le vomissement est tantôt facile,
et la plus petite quantité d'aliments indigestes peut le
provoquer ; tantôt, au contraire, il est difficile et douloureux, grâce à une idiosyncrasie spéciale.

Ordinairement la fréquence du vomissement indique
l'intensité de l'affection qui le provoque. Le vomissement passager accidentel, n'annonce rien de grave ; le
vomissement continu doit faire craindre une affection
organique.

Les matières expulsées par le vomissement, offrent
des variétés nombreuses ; matières alimentaires plus ou
moins altérées, mucosités claires, visqueuses, plus ou
moins épaisses, sécrétion bilieuse abondante, matières
brunes ou noires, sanguinolentes.

TRAITEMENT.

MÉTALLUM ALBUM. — S'il y a vomissement des aliments, des boissons ou de matières bilieuses, jaunâtres,

verdâtres, brûnâtres ou noirâtres, avec douleur vive de l'estomac, efforts violents, faiblesse, agitation.

BRYONIA. — Contre nausées, régurgitation et vomissement le matin, constipation.

IPECA. — S'il y a vomissement des aliments ou de matières bilieuses, verdâtres, avec sensation de malaise excessif à l'épigastre, surtout à la suite d'une indigestion.

NUX VOMICA. — Vomissements violents de bile ou de mucosités aigres et des aliments, surtout le matin, après avoir mangé, sensibilité douloureuse de l'estomac au toucher, coliques, constipation, irritabilité.

PULSATILLA. — Vomissement des aliments, de matières verdâtres, muqueuses ou de bile amère, avec nausées continuelles, frissons, coliques, surtout le soir, suite d'indigestion par des substances grasses.

COCCULUS. — Vomissement et nausées continuelles par le mouvement de la voiture ou sur mer.

` CHAMOMILLA. — Vomissement bilieux, amer, suite de colère.

VERATRUM. — Vomissement violent des aliments, de bile verte ou noire, amère ; le mouvement et la plus petite quantité de liquide provoque le vomissement; faiblesse, angoisse.

DIGITALIS. — Vomissement de mucosités, de bile ou des aliments, le matin surtout, et toujours avec nausées, faiblesse, comme si la vie allait s'éteindre.

ZONA.

DÉFINITION. — Inflammation particulière du tissu réticulaire de la peau, se montrant principalement sur la poitrine ou le ventre.

CAUSES. — Les mêmes que celles de l'érysipèle.

1re *Période.* — Malaise général, élancements, picotements dans diverses parties de la peau, dégoûts, anorexie, nausées, vomissements, anhélation.

2e *Période.* — Petites pustules agglomérées, blanches ou d'un rouge foncé, offrant cette particularité de se montrer d'une manière successive, de sorte que quelques-unes se dessèchent, quand d'autres commencent à se développer. Elles s'élargissent et forment des phlyctènes ; démangeaison vive ; une auréole inflammatoire entoure leur base.

3e *Période.* — Écoulement de la sérosité, formation de croûtes grisâtres, irrégulières, disparition du gonflement.

4e *Période.* — Chute des croûtes desséchées ; au-dessous, l'épiderme s'est reformé ; taches rougeâtres persistant longtemps.

TRAITEMENT.

RHUS. — Est le premier médicament à administrer dans cette affection.

Mercurius. — Viendra ensuite, si les vésicules tendent à suppurer et causent au malade de vives démangeaisons.

Causticum. — Lorsque les démangeaisons sont accompagnées d'un brûlement insupportable.

Metallum album. — Si les souffrances ont lieu la nuit.

FIN.

TABLE DES MATIÈRES

26.

DES MALADIES ET DE LEUR TRAITEMENT

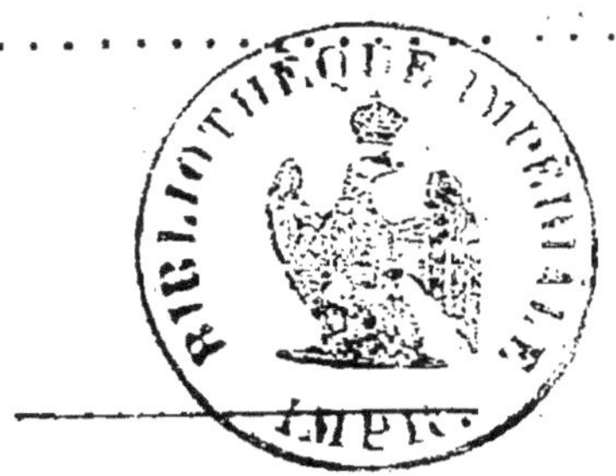

ERRATA

Page 66, ligne 15, Rus, *lisez* : Rhus.

— 67, — 19, sont directes, *lisez* : est directe.

— 160, — 10, goutte à goute, *lisez* : goutte à goutte.

— 178, — 19, pendiculations, *lisez* : pandiculations.

— 236, — 14, des bulles, *lisez* : de ces dernières.

— 242, — 9, accompagnées, *lisez* : accompagnée de.

— 244, — 5, Colendula, *lisez* : Calendula.

— 249, — 7, reconnaîtra de violents efforts, *lisez* : reconnaîtra pour causes
de violents efforts.

— 250, — 21, les douleurs de poitrine, augmentées, *lisez* : les douleurs de
poitrine augmentées.

— 250, — 25, ougeur, *lisez* : rougeur.

— 256, — 20, de sucre, lait, *lisez* : de sucre, de lait.

— 257. — 7, l'intérieur des joues ; les glandes, *lisez* : l'intérieur des
joues, les glandes.

— 259, — 20, dans les lieux, *lisez* : dans des lieux.

— 262, — 3, dans les lieux, *lisez* : dans des lieux.

— 266, — 7, Rododendron, *lisez* : Rhododendron.

— 272, — 2, aissant suinter, *lisez* : laissant suinter.

— 287, — 3, pathognomique, *lisez* : pathognomonique.

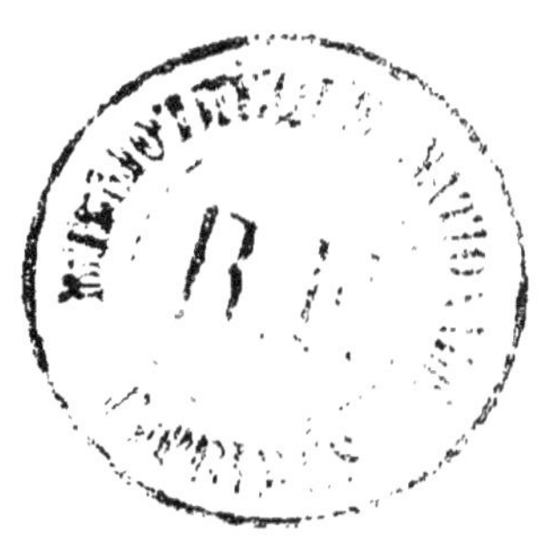

Paris. — Imprimerie DE SOYE et BOUCHEZ, place du Panthéon, 8.